Heidelberger Taschenbücher Band 106

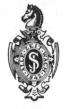

Heinrich H. Balmer

Die Archetypentheorie von C. G. Jung

Eine Kritik

Springer-Verlag
Berlin · Heidelberg · New York 1972

Dr. phil. HEINRICH H. BALMER, freiberuflich als Psychologe und Psychotherapeut tätig, daneben Assistentenstelle für Psychologie an der Universität Basel.

ISBN 3–540–05787–0 Springer-Verlag Berlin · Heidelberg · New York
ISBN 0–387–05787–0 Springer-Verlag New York · Heidelberg · Berlin

Printed in Germany. Library of Congress Catalog Card Number 72-75727.

Herstellung: Oscar Brandstetter Druckerei KG, 62 Wiesbaden

Vorwort

Es fällt bei der Lektüre immer wieder auf, daß die Archetypen von vielen Autoren – beileibe nicht nur von JUNG – sozusagen dogmatisch abgehandelt werden. Ich habe mich nun der Mühsal unterzogen, JUNGs ganzes Werk durchzuarbeiten, um seine Archetypen-Theorie im Systemzusammenhang darstellen zu können.

Aus dieser Arbeit entsprang für mich einerseits eine Kritik an JUNG, wie sie in ähnlicher Form meines Wissens noch nicht vorgebracht worden ist. Andererseits gewahrte ich plötzlich Zusammenhänge zwischen JUNGs Werk und seinem Leben, die auch für mich selbst überraschend waren.

Meine Arbeit wurde durch Diskussionen mit den Herren Prof. HANS KUNZ, Prof. HANSJÖRG A. SALMONY und Dr. med. HEINRICH ZWEIFEL sehr gefördert. Zu Dank verpflichtet bin ich auch Herrn HEUBERGER von der Universitätsbibliothek Basel, der mich bei der Beschaffung des Schrifttums unterstützte. Fräulein KARIN SCHWARZ und meine Frau haben mich bei der Herstellung der Manuskripte von allen Schreibarbeiten entlastet, wofür ihnen besonderer Dank gebührt.

Reinach, 1. Dezember 1971   HEINRICH H. BALMER

Inhaltsverzeichnis

X

Einführung

Zielsetzung dieser Studie

Bei der kritischen Darstellung der Theorien CARL GUSTAV JUNGS schränke ich mich auf das zentrale Thema, die Archetypen des kollektiven Unbewußten, ein. JUNG selbst hat sich zu diesem zentralen Thema derart widersprüchlich geäußert, daß eine Klärung dringend notwendig scheint.

Es fällt auf, daß in der Sekundärliteratur zu JUNG kritische Arbeiten nur ansatzweise vorkommen (BOSS z. B.) und daß der Großteil des Schrifttums durch Jungianer bestritten wird, denen das Verdienst zukommt, die Gedanken JUNGS weiter zu verbreiten, die aber leider dazu zu neigen scheinen, nicht den ganzen JUNG zu verbreiten.

Von den positiven Arbeiten wäre etwa zu erwähnen die von HOCHHEIMER [1957/58], der die Hauptzüge dargestellt hat und dabei Wert darauf legte, „allgemeinverständliche" Stellen beizuziehen. Für das Verständnis ist das sehr erleichternd – allein, gerade diese Arbeitsweise scheint auch einen großen Mangel aufzuweisen: Bruchstellen und Fragwürdiges in JUNGS Theorien entschlüpfen. Denn oft genug zeigen sich diese in fast vergessenen Schriften, die gerne als sekundär betrachtet werden. Bei einem Autor von der Bedeutung JUNGS gibt es aber nichts „Sekundäres".

Ich stütze meine Interpretation JUNGS in weitestem Ausmaß auf dessen eigene Äußerungen, wobei ich mir freilich die Ansicht HOCHHEIMERS nicht zu eigen machen kann, man müsse vor allem „in den JUNGschen Hinweisstil hineinfinden" [HOCHHEIMER, l. c., 564]. Nach HOCHHEIMER verwendet JUNG „die Sprache vornehmlich in ihrer Hinweisfunktion und als Erlebnisanstoß" [l. c. 563], was durchaus richtig sein mag. HOCHHEIMER fragt sich: „Können denn bis heute nur ‚logische', ‚klare', ‚eindeutige' und ‚widerspruchslose' Aussagen über die menschliche Seele absoluten Wahrheitsgehalt beanspruchen?" [l. c.]. Insofern JUNG Wissenschaftler sein will, wird man wohl einige dieser Fragen bejahen müssen und sieht sich so auch gezwungen, JUNG bei seinen Worten zu behaften. Dabei muß man sich auf die Vorwürfe der Jungianer gefaßt machen. Schon FREUD hat in Bezug auf die Lehre JUNGS geäußert:

1

„Wo man sie antastet, muß man darauf vorbereitet sein, zu hören, daß man sie mißverstanden hat, und man weiß nicht, wie man zu ihrem richtigen Verständnis kommen soll" [G. W. X, 105].

Diese Studie soll nicht zur Einordnung JUNGS in ein philosophisches Bezugssystem führen. Diese Einordnung ist ja von HERWIG [1969] versucht worden, und die Historiker werden sich der Aufgabe weiterhin annehmen. Meine Studie geht von einer Grundfrage aus: kann man es beispielsweise als Psychotherapeut verantworten, mit dem systematischen Gedankengut JUNGS an einen Patienten heranzutreten, ihn also quasi am System zu messen? Da JUNGS Psychologie zur praktischen Lebensführung Stellung nimmt, müssen wir untersuchen, ob wir ihre erkenntnistheoretischen Komponenten als abgesichert betrachten können.

Wir sprechen heute bildhaft von einem Bewußten und einem Unbewußten, einer Schichtstruktur der Seele, und tun ihr damit vermutlich wenig Gewalt an. Als akzentuierende sind beide Begriffe anschaulich und treffen das, was wir aus der Beobachtung kennengelernt haben.

Die Rede von den unbewußten und bewußten Inhalten bezeichnet im üblichen Sprachgebrauch Inhalte einer bestimmten Person und akzentuiert lediglich innerhalb dieser Person deutlich differenzierbare Zustandsweisen der Inhalte – die einen sind unserem Bewußtsein nahe, die anderen fern.

Wenn JUNG aber von Archetypen spricht, tut er es nicht in diesem akzentuierenden Sinn. Zwar werden die Archetypen als noch oberflächlich mit der Person in Bezug stehend betrachtet, haben aber daneben einen eminent „dinglichen" Charakter. Sie sind Kräfte, Zentren, Agentien – kurz: Hypostasierungen. Für den Psychologen, der sich mit der einzelnen Person zu befassen hat, taucht schon hier die Frage auf, ob wir uns nicht schon durch die Inthronisation solcher Hypostasierungen den Zugang zum Verstehen des einzelnen, personhaften Lebens verschütten. Für die Praxis würde das bedeuten, daß wir einen Teil der Möglichkeiten, einem Patienten aufgrund unseres Verstehens zu helfen, verlieren.

Die Bedeutung Jungs

Dem Umfang der Publikationen nach beurteilt, gehört JUNG fraglos zu den bedeutendsten Autoren der Psychologie. Die qualitativen Einschätzungen der Werke JUNGS sind aber sehr uneinheitlich und stehen sich teilweise diametral gegenüber.

SEIDMANN meint, „daß das Werk JUNGS eine Art Schmelztiegel ist, in dem eine ganze Reihe von philosophisch-psychologischen Grundmotiven gesammelt und eingeschmolzen wurden, Grundmotive, die zum Teil

2

etwa auch in anderen denkerischen Zusammenhängen zu finden sind, aber bei JUNG eine neue Farbe und eine veränderte Zuordnung erhielten, wie sie sich aus den eigenständigen Grundprinzipien des JUNGschen Denkens ergaben" [SEIDMANN, 1959, 120f.].

HÜLLEN stellt fest: „Man könnte die Komplexe Psychologie – von der Philosophie her – als die Sachwalterin der Tiefenpsychologie, zugleich aber auch ... die Überwinderin der Psychoanalyse nennen, das aber heißt – da es hier ja um philosophische Relationen geht – die Überwinderin der ‚Depotenzierung der Transzendentalphilosophie'" [HÜLLEN, J.W., 1967, 12].

GRUHLE äußert sich demgegenüber abwertend: JUNGs „umfangreiches Werk ist nichts als Metaphysik" [GRUHLE, H.W., 1953, 232] – wogegen KOENIG wieder rühmt, daß JUNGs Lehre in weiten Bezirken Metapsychologie „genannt werden darf. Freilich nicht in dem Sinn, daß JUNG den Boden der Psychologie verlassen und Aussagen über ein Metaphysisches machen würde. Gerade dies lehnt er ab" [KOENIG-FACHSENFELD, O., 1935, 121]. Die gleiche Autorin schreibt, „daß die Metapsychologie C.G. JUNGs eine auf die gesamte Seelenwirklichkeit, auf Erfassung des Seelenkosmos eingestellte Realwissenschaft ist, insofern sie von einem überzeitlichen, überindividuellen Bestimmtsein des menschlichen Wesens handelt" [l.c.].

Ganz anders lautet wieder das Urteil HERWIGS: „An die Stelle der Wahrheitsfindung durch präzise Analyse der Gesamtrealität tritt auch bei JUNG die inhärente Systemspekulation" [HERWIG, H.J., 1969, 80].

Bereits 1913 hatte KARL JASPERS heftig Kritik an JUNG geübt, dem er vorwarf, seine psychologischen Begriffe seien – obwohl JUNG das ablehne – metaphysisch. Über den Begriff der Libido sagt JASPERS: „Er ist vage und so dehnbar, daß man unter wechselnden Bedeutungen des Wortes alles mit ihm behaupten kann" [1913, 549]. Auch JUNGs Ansicht, „daß das Psychologische *nur* ein ‚biologisches Epiphänomen' ist" [zit. n. JASPERS], weist er von sich und hält fest, daß „wir einer solchen Weltanschauung mit Empörung gegenüberstehen" [l.c. 550].

Auch ERNST BLOCH hat JUNG oft und gern unter Beschuß genommen – man gewinnt allerdings manchmal den Eindruck, daß er es vorwiegend deshalb tat, weil dabei noch einige Bonmots abfielen, die sich andernorts nicht anbringen ließen. Gute Kenntnis der Werke JUNGs ist BLOCH aber zuzubilligen, wenn auch die eigentliche Kritik von ideologischem Boden aus erfolgt. BLOCH nennt JUNG einen „psychoanalytischen Faschisten" [Prinzip Hoffnung, I, 61 u.a.] und spricht an vielen Stellen verächtlich von „den JUNGs": „Schließlich finden die JUNGs am Nationalsozialismus so viel gute Kerne, daß dieser fast wie eine Sonnenblume aussieht und sie –

beleuchtet" [Gesamtausgabe IV, 346]. Primär übt BLOCH an der Psychoanalyse Kritik, erst sekundär an JUNG als einem Exponenten. Immerhin macht er einen Unterschied zwischen FREUD und JUNG: „Das unterscheidet FREUD von C. G. JUNG, er ist ein aufklärender Mann und will im Trüben nur fischen, nicht verschwinden ..." [Gesamtausgabe X, 109].

Diese wenigen Urteile über JUNG zeigen uns eines klar: weder die Jünger, die JUNG kritiklos hinnehmen, noch die Kritiker, die von ideologischem Boden aus operieren, vermögen zu überzeugen. Die verschiedenen Bewertungen von Empirie, Metapsychologie und Metaphysik spielen in die Beurteilungen hinein, ohne aber vorher deutlich genug dargestellt worden zu sein.

Ob es sinnvoll ist, einen Autor, der einen bestimmten Standpunkt einnimmt, von einem radikal anderen Standpunkt aus zu beurteilen – wie es BLOCH tut – sei dahingestellt. Eine Beurteilung scheint mir aber sinnvoll, wenn sie nachzuprüfen versucht, ob ein Autor seine eigene Position oder seine Grundüberzeugungen in seinen Ausführungen einhält, oder ob er sich selbst widerspricht und widerlegt. Für jemanden, der seine Grundüberzeugungen als empirisch fundiert bezeichnet, sind solche Widersprüche aufschlußreich.

Von dieser Fragestellung gehe ich denn auch im folgenden aus. JUNG will als Psychologe sowohl Phänomenologe, Empiriker als auch Naturwissenschaftler sein, wenn er auch eine gewisse Neigung zum Metaphysischen zugibt. Ob Metaphysik in der Psychologie angebracht sei, ist eine Streitfrage, die wohl nicht endgültig zu entscheiden ist, jedenfalls nicht endgültig in dem Sinne, daß jedermann zwingend einsehen müßte, daß sie unzulässig ist. Dagegen kann es keine Streitfrage sein, was Empirie und Metaphysik seien. Wenn JUNG also behauptet, Empiriker zu sein, haben wir eindeutige Kriterien zur Überprüfung dieser Aussage. Wir werden im Verlauf der Darstellung allerdings oft genug feststellen, daß JUNG versucht, Empirie in Metaphysik und umgekehrt umzufärben. Das braucht uns aber nicht zu beirren, denn wenn JUNG Metaphysik Empirie nennt, ist das seine Privatsache, die völlig unverbindlich bleibt. Es steht jedermann frei, einen Hund Katze zu nennen, sinnvoll oder verbindlich ist es aber nicht. Wenn wir uns als Wissenschaftler über einen bestimmten Sachverhalt unterhalten wollen, müssen wir uns wenigstens an gewisse definitorische Voraussetzungen halten, die an sich wertungsfrei sind.

Einige Bemerkungen zur „Empirie"

Mein Haupteinwand gegen JUNG wird sein, daß er seine Theorien nicht empirisch, sondern spekulativ begründet hat. Ich werde meine Kritik

4

von JUNGS eigenen Aussagen her begründen, meine Kritik also auf seine eigenen Maßstäbe beziehen. Deshalb kann ich mir erlauben, auf die „Empirie" in einem allgemeiner verstandenen Sinn nur kurz einzugehen.

In Anlehnung an einige grundsätzliche Ausführungen von HANS KUNZ kann man etwa festhalten, das empirische Forschen lasse sich mehr oder weniger vollständig in zwei verschiedene Arten gliedern:

a) Der *experimentierende Naturwissenschaftler*, der Experimente zweckmäßig anordnet und gewissermaßen Erkenntnisse aus den Forschungsgegenständen „herauspreßt", illustriert die eine dieser Arten. Die erzielte Empirie beruht großenteils auf dem aktiven Eingreifen, Verändern etc. und gibt jeweils über einen speziell abgegrenzten Ausschnitt aus dem Feld möglicher Erfahrungen Auskunft. Die Erfolge dieses Vorgehens zu bestreiten, wäre lächerlich; auf ihm beruht der ganze Fortschritt der modernen Naturwissenschaften. Die Grenzen des Verfahrens sind aber auch bereits erkannt worden. So weist etwa WERNER HEISENBERG auf die Gefahren hin, die daraus resultieren, daß der Forscher durch die Versuchsanordnung eigentlich schon in die Natur eingreift, diese einem Vorverständnis unterwirft (Die Ausdrucksweise stammt nicht von HEISENBERG). Er schreibt: „Auch in der Naturwissenschaft ist also *der Gegenstand der Forschung nicht mehr die Natur an sich, sondern die der menschlichen Fragestellung ausgesetzte Natur*, und insofern begegnet der Mensch auch hier wieder sich selbst" [HEISENBERG, W., 1955, 18]. Anders ausgedrückt: Aus einem Versuch entspringt im Extremfall nur noch so viel, wie man an Theorien hineingesteckt hat. Beispiele dieses Scheiterns erbringt nicht nur die Atomphysik:

PAWLOW war, von einer bestimmten Theorie (lebendiges Verhalten = Reflexverhalten) ausgehend, in seinen Experimenten auf Widersprüche gestoßen. Als er Gefühle, Wünsche, Vorstellungen etc. seiner Versuchstiere in Betracht zog, konnte sich sein Forscherteam nicht mehr „einig werden". Um diese Einigkeit zu erzielen wurde beschlossen, die Theorien abzuändern. Der erklärte Naturwissenschaftler geriet also in Schwierigkeiten, weil seine Folgerungen nicht mehr mit den zugrundegelegten Theorien übereinstimmten – er war ja vom Reflexmodell abgedrängt worden. PAWLOW beschreibt seinen Ausweg aus dem Dilemma: „Wir untersagten uns streng (im Laboratorium war sogar eine Strafe ausgesetzt), solche psychologischen Ausdrücke zu benutzen wie ,der Hund erriet', ,wollte', ,wünschte' usw. Endlich begannen sich uns alle Erscheinungen, die uns interessierten, in einer anderen Form zu zeigen" [PAWLOW, I.P., Sämtl. W. III/1, 237]. Er fährt fort: „So schwer es die erste Zeit auch war, so gelang es mir doch schließlich nach längerer Mühe und durch konzen-

5

trierte Aufmerksamkeit zu erreichen, daß ich im wahren Sinne des Wortes objektiv wurde" [l. c.].

b) Nicht nur durch experimentierendes Forschen lassen sich aber empirische Resultate erzielen. Auch mit einer *rezeptiven Einstellung* den „Dingen" gegenüber lassen sich unbestreitbar empirische Aussagen machen. Als Maxime der rezeptiven Einstellung könnten wir etwa HUSSERLS „Prinzip aller Prinzipien" anführen [Husserliana III, 52], wonach aus den Dingen nichts anderes herausgelesen werden soll, als was sich in unmittelbarer Anschauung deutungsfrei ergibt. Ob HUSSERL selbst dieses Prinzip verwirklichte, braucht uns hier nicht zu beschäftigen.

Diese „rezeptive Empirie" hat einen grundsätzlich anderen Charakter als die aktivistisch verstandene, experimentelle. Zur rezeptiven Empirie können einerseits alle deskriptiven Naturwissenschaften, andererseits aber auch gewisse Verstehens-Leistungen gerechnet werden. Mit „Verstehen" wird dabei diejenige Art von Verstehen gemeint, die sich ausschließlich auf intentionale Sinnbezüge richtet. Daß die Sinnzusammenhänge, wie wir sie in Psychologie und Psychopathologie erkennen, nicht im strengen Sinn „naturwissenschaftlich" oder kausal" sein können, liegt auf der Hand. Geht man davon aus, daß sich Wissenschaftlichkeit nur aus zwingend erkannten Kausalitäten herleiten lasse, so wird man das Verstehen als unwissenschaftlich bezeichnen. Insofern sich aber das Verstehen auf vorgegebene Sinnbezüge richtet – und diese Bezüge nicht willkürlich herstellt – kann es im Sinne der rezeptiven Empirie auch zu den wissenschaftlichen Leistungen gerechnet werden.

Die rezeptive Erfahrung im allgemeinen richtet sich auf die Phänomene unserer Lebenswelt, ohne zweckdienliche Experimentalanordnungen zu treffen. Dadurch läßt sich der Erfahrungsbereich nicht mehr in scharf abgegrenzte Bezirke unterteilen und alles steht mit allem in Zusammenhang. Wie hinderlich sich dieser Umstand auswirken kann, soll hier nicht weiter untersucht werden. Um aber doch ein Beispiel zu geben: Wenn wir bei einem Patienten überlegen, woher eine bestimmte Haltung oder Verhaltensweise kommen könnte, werden wir in der Regel auf die verschiedensten Verstehensmöglichkeiten stoßen. Völlig eindeutige Aussagen lassen sich in der Regel nur erzielen, wenn wir von bestimmten hypothetischen Voraussetzungen ausgehen. Bleiben wir in einer rezeptiven Haltung, kommen wir oft genug um das Eingeständnis des Nicht-Wissens nicht herum.
Ist nun eine Haltung, die dazu zwingt, die Grenzen des Wissenkönnens immer wieder zu erfahren, eo ipso unwissenschaftlich? Insofern, als die rezeptive Einstellung in ihren Möglichkeiten lediglich dadurch be-

schränkt wird, daß sie sich ihrer Grenzen bewußt ist, darf diese Frage wohl verneint werden. Alles wissen zu wollen, ist ein Hauptmotor aller Wissenschaft. Daß das Eingestehen des Nichtwissens aber auch eine der wissenschaftlichen Tugenden sein kann, scheint vor allem in der modernen Wissenschaft in Vergessenheit geraten zu sein.

Nach dieser kurzen Skizzierung dessen, was ich unter Empirie verstehe, soll kurz der Gang meiner Untersuchung dargestellt werden. Ich versuche herauszuarbeiten, ob JUNG einen anderen Empirie-Begriff hat (was teilweise verneint werden kann), und wenn nicht, ob er seine Kriterien in jedem Falle auch berücksichtigt hat.

Darstellung der Studie

Ich stelle erst an einem Beispiel dar, wie JUNG historische Vorgänge unter Bezugnahme auf seine Archetypen-Theorie spekulativ gedeutet hat. Das Fiasko, zu dem diese Deutungen geführt haben, zeigt, daß es nicht lediglich eine intellektualistische Aufgabe ist, die Fundamente von JUNGS Lehren zu überprüfen.

In einem weiteren Abschnitt wird JUNGS „Philosophie" dargestellt. Diese hat gnostische Grundzüge, neigt zur Postulierung eines psychophysischen Parallelismus und entwickelt eine Ganzheitstheorie und schließlich rein spekulative kosmologische Behauptungen.

Dann werden im nächsten Abschnitt die Archetypen-Theorie JUNGS und ihre Zusammenhänge mit seiner Philosophie dargestellt.

Das schwierigste Problem der ganzen Untersuchung ist die Frage, ob JUNGS Archetypen-Theorien empirisch fundiert seien. Daß sie spekulative Züge aufweisen, kann nicht bestritten werden. Andererseits scheint es ebenso sicher, daß zumindest für JUNG diesen Theorien auch eine Art von Evidenz innewohnt. Der Charakter und die Verbindlichkeit dieser Evidenz muß herausgearbeitet werden. Es wird sich zeigen, daß sie nicht allgemein verbindlich ist. Hieran wird sich die Kritik im wesentlichen erschöpfen.

Um schon jetzt einem Mißverständnis vorzubeugen, möchte ich betonen, daß ich JUNG nicht vorwerfen möchte, daß er die „Naturwissenschaftlichkeit" verfehlt habe – obschon er sich auch als Naturwissenschaftler verstanden hat und dieser Vorwurf zu Recht erhoben werden kann. Gravierender scheint mir zu sein, daß JUNGS Psychologie keine „verstehende" im weiter oben dargestellten Sinne ist. Denn der „Sinn", den er etwa in den Archetypen postuliert, ergibt sich nicht aus intentionalen Bezügen, sondern aus theoretischen Ansichten, die anhand persönlicher, oft genug wahnhaft anmutender Erlebnisse gewonnen und hypostasierend auf das Fremderleben projiziert wurden. Gerade das aber widerspricht jeder verstehenden Psychologie, deren Kardinaltugend sein sollte, daß sie nicht von außen projiziert, sondern über das Herausarbeiten faktischer Sinnzusammenhänge eben „versteht".

Wenn man die Zusammenhänge zwischen JUNGS Leben und seiner Lehre zu verstehen versucht, zeigt sich, daß der Übergang vom persönlichen Leben zur Theorie genau das darstellt, was JUNG als den Weg des Heils ansah: eine Individuation. Leben und Werk JUNGS sind schicksalhaft verstrickt und stellen, wenn man so will, eine geniale Selbsttherapie dar. Dadurch gewinnen seine Theorien dann doch wieder eine Art von Verbindlichkeit.

Diese Verbindlichkeit ist aber eine andere als die von JUNG gemeinte. Verbindlich ist für JUNG, daß nur die Individuation zu einer angemessenen Lebensführung hinleiten kann und daß diese Individuation über die Arbeit an den Archetypen erreicht werden kann. Wenn man von diesen Konkretionen absieht und allgemein zu formulieren versucht, was JUNGS Leben und Werk beispielhaft dargestellt haben, so könnte man in JUNG'scher Terminologie etwa sagen, daß sich ein einigermaßen erträgliches seelisches Gleichgewicht nur in ständigem Kampf gegen die Inflation gewinnen und aufrechthalten lasse. Dieser Kampf läßt sich aber genauso gut auch anders führen, beispielsweise durch eine psychoanalytische Therapie. JUNGS Weg im Kampf gegen die Inflation ist eigenwillig. Statt das inflationistische Material auf persönlicher, lebensgeschichtlicher Basis zu analysieren, mythifiziert er es und läßt persönliche Probleme zu Völkermythen gerinnen.

JUNG hat FREUD einer Diagnose unterzogen und gesagt, dessen Lehre bedeute lediglich die Projektion seines Jahwe-Bildes. Mir geht es bei der Herausarbeitung der Zusammenhänge zwischen JUNGS Leben und seinem Werk aber nicht um eine Diagnose, denn persönliche, intime Eigenheiten eines Autors sind nicht ohne weiteres schon Kriterien für seine Wissenschaftlichkeit. Aus diesem Grunde unternehme ich es, JUNGS Wissenschaftlichkeit aus seinem System selbst zu beurteilen.

Was sich im letzten Abschnitt an diese Beurteilung anschließt, steht einerseits im Dienste einer abermaligen Betrachtung seiner Empirie, soll aber andererseits nicht mehr lediglich der Kritik dienen, sondern zu einem menschlichen Verständnis einer Persönlichkeit beitragen, die unleugbar gewisse tragische Züge besitzt.

Im Anhang bringe ich erstmals in deutscher Übersetzung ein Interview, das JUNG 1939 einem Journalisten gewährte. Ich nehme das Dokument in den Anhang, weil es vermutlich nicht in den Gesammelten Werken erscheinen wird, aber doch eine gewisse Bestätigung meiner Interpretationen im ersten Kapitel darstellt. Bezeichnenderweise wird dieses Interview in der Sekundärliteratur nur ein einziges Mal erwähnt. Die Aufnahme dieses Interviews wird vermutlich zu allerhand Kritik Anlaß geben. Deshalb sei jetzt schon darauf hingewiesen, daß ich nicht meine, ein Wissenschaftler sei damit erledigt, daß man ihm einen vermeintlichen Fehltritt nachweist. Es muß aber doch bedenklich stimmen, daß JUNGS Theorien derartige Fehlspekulationen überhaupt zulassen, ja direkt provozieren. Diese Möglichkeit ist nicht nur relevant für die Kritik der Person JUNG, sondern für die Kritik seiner ganzen Theorie. Denn weil diese Theorie rein spekulativ ist, wird sie auch anderen gewaltsamen Deutungen Vorschub leisten.

Zu Bibliographie und Literatur

Ein bibliographischer Hinweis im Text kann etwa lauten: [15, 1967/1921, 211]. Das bedeutet: der angegebene Text wird in meiner Bibliographie unter Nr. 15 aufgeführt. Das Zitat entstammt der Fassung aus dem Jahre 1967 und steht dort auf Seite 211. Der gleiche Text liegt auch in einer Fassung aus dem Jahre 1921 vor, wo sich das Zitat ebenfalls findet. Nicht alle Zitate sind auf Vorformen hin überprüft worden.

Wo JUNG als Mitautor größere Arbeiten verfaßt hat, habe ich sie unter dem Titel seiner Arbeit in die JUNG-Bibliographie eingereiht. Kleinere Beiträge, wie Vorworte etc. finden sich dagegen unter dem Namen des betreffenden Hauptautors, der aber mit seinem Namen ebenfalls in die JUNG-Bibliographie aufgenommen wurde. So steht beispielsweise JUNGS Einführung zu HARDINGS „Frauen-Mysterien" in der JUNG-Bibliographie unter HARDING: Frauenmysterien. Zürich, 1949. Mit einer Einführung von C.G. JUNG.

Die Bibliographie erhebt im übrigen keinen Anspruch auf Vollständigkeit. In der Regel habe ich mich darauf beschränkt, die Erstfassungen genau zu bibliographieren und einen Hinweis auf die Gesammelten Werke zu geben.

Der Leser wird bemerken, daß ich selten nach den Gesammelten Werken zitiere. Deren Editionsweise scheint mit etwas unglücklich und wer mit ihnen arbeitet verliert viel Zeit dadurch, daß er Textvarianten immer selbst heraussuchen muß. Auch gravierende Textveränderungen werden in den seltensten Fällen angezeigt. Um nur ein Beispiel zu geben: In G.W. I, 1966, 103 („Kryptomnesie") lesen wir: „Die Psychologie unterscheidet …". In der Urfassung, wie sie in der „Zukunft", XIII, 1905, veröffentlicht wurde, heißt es dagegen: „Die moderne naturwissenschaftliche Psychologie unterscheidet . . . ". Da aus dem Kontext der Urfassung hervorgeht, daß sich JUNG zu dieser Psychologie rechnet, halte ich die erste Fassung für aufschlußreicher. Durch die nachträgliche Korrektur wird der frühere Standpunkt verschleiert. Da weder JUNG noch die Herausgeber solche Änderungen anmerken, stellen die Gesammelten Werke eine etwas unbefriedigende Textgrundlage dar.

I. Septem Sermones ad Mortuos
Sehertum und Nationalsozialismus

1. Die Bedeutung der „Sermones" für Jung

Unter dem Titel „Septem Sermones ad Mortuos" hat JUNG privat eine kleine Schrift herausgegeben, die ihm offenbar besonders am Herzen lag. In seiner Bibliothek wurde sie unter der Sigel JU O (= erstes Werk von JUNG) eingereiht. Da diese Einordnung chronologisch unrichtig ist, müssen andere als chronologische Gründe JUNG zu dieser Einstufung bewogen haben. Die 1916 verfaßte Schrift wurde ab und zu an Freunde verschenkt und ist im Band „Erinnerungen" abgedruckt [49, 1962, S. 389 ff.]. Zu ihrer Entstehung müssen einige Hinweise gegeben werden.

JUNG war, wie seine „Erinnerungen" zeigen, ein Visionär, befähigt, willentlich „systematische Phantasien" [49, 1962, 86] hervorzubringen. Wie er erwähnt, hat er Imaginationen und Visionen in künstlerischer Form festgehalten, erst im „schwarzen", dann im „roten Buch". Er beschreibt, wie er sich habe „fallen lassen" und den Ansturm der „Bilder" erlebte [l. c. 182 ff.]. Um zu seinen Visionen zu kommen, oder wie JUNG es ausdrückt: „um die Phantasien zu fassen", stellte er sich „oft einen Abstieg vor", erreichte dann die Tiefe, und die Bilder begannen vorüberzuziehen [l. c. 184]. Mit einer der oft auftretenden „Phantasiegestalten", Philemon, führte JUNG Phantasiegespräche. „Ich nahm genau wahr, daß er es war, der redete und nicht ich" [l. c. 186]. Durch seine Gespräche brachte Philemon ihm „allmählich die psychische Objektivität, die ‚Wirklichkeit der Seele' bei" [l. c.]. „Zu Zeiten kam er mir fast physisch real vor. Ich ging mit ihm im Garten auf und ab ..." [l. c. 187].

Während JUNG seine Phantasien in Schrift und Bild festhielt, wurde er von Zweifeln über sein Tun befallen. Eine Patientin, auf die er eine starke Übertragung entwickelt hatte, wollte ihm suggerieren, daß seine Phantasien „Kunst" seien. In seinem Inneren protestierte JUNG: „Nein, das ist es nicht. Im Gegenteil, es ist Natur" [l. c. 189]. Er kommt wiederholt auf das „rote Buch", in dem er seine Phantasien niederschrieb, zu sprechen, und bezeichnet viele der Bilder als Mandalazeichnungen. Sicher hat er seine künstlerische Tätigkeit nicht immer nur als „untauglichen

Versuch" [l. c. 191] betrachtet, jedenfalls sind die wenigen veröffentlichten Darstellungen sehr stark ausgearbeitet und überdies vom Jugendstil beeinflußt, was mindestens auf eine Zuwendung zur damaligen Kunst schließen läßt.

Im Jahre 1916 verspürte dann JUNG einen Drang zur weiteren Ausgestaltung: „Ich wurde sozusagen von innen her gezwungen, das zu formulieren und auszusprechen, was gewissermaßen von Philemon hätte gesagt werden können" [l. c. 193]. So schrieb JUNG die Sermones nieder.

Die Begleitumstände waren höchst dramatisch: Es war eine „seltsam geladene Atmosphäre" um ihn, und er hatte das Gefühl, „als sei die Luft erfüllt von gespenstischen Entitäten". In der ganzen Familie ereigneten sich „bedeutungsvolle" und „unheimliche" Dinge – einer Tochter war während der Nacht zweimal die Decke „weggerissen worden", der Sohn zeichnete einen Traum auf und schließlich läutete es am Sonntag gegen fünf Uhr an der Haustür Sturm –

„aber es war niemand da! Wir haben uns nur so angeschaut! Die Luft war dick, sage ich Ihnen! Da wußte ich: Jetzt muß etwas geschehen. Das ganze Haus war angefüllt wie von einer Volksmenge, dicht voll von Geistern. Sie standen bis unter die Tür, und man hatte das Gefühl, kaum atmen zu können. Natürlich brannte in mir die Frage: ‚Um Gottes willen, was ist denn das?' Da riefen sie laut im Chor: ‚Wir kommen zurück von Jerusalem, wo wir nicht fanden, was wir suchten.' Diese Worte entsprechen den ersten Zeilen der ‚Septem Sermones ad Mortuos'" [l. c. 194][1].

Wie JUNG weiter schreibt, hatte er kurz vor diesem Ereignis phantasiert, die Seele sei ihm entflogen. Das Unbewußte entspreche dem „mythi-

---

[1] Man könnte sich denken, daß JUNG diese Formulierungen humoristisch gemeint habe. Wer wird auch das Gedränge der Geister so wörtlich nehmen wollen –. Es finden sich aber bei JUNG so konkrete Aussagen über die Geister, daß man wohl oder übel diese Äußerungen als völlig ernsthaft gemeint ansehen muß. So schreibt JUNG etwa:
„Die Bemühungen der sogenannten Geister laufen darauf hinaus, entweder die Lebenden direkt bewußter zu machen, oder den neu Verstorbenen – und damit indirekt wieder den Lebenden – ihre psychotherapeutischen Bemühungen angedeihen zu lassen" [41 a, 1967/1919, 358].
Ähnlich lautet eine andere Stelle:
„... die ‚Geister' ... streben nach einer Entwicklung des menschlichen Bewußtseins ..." [124 a, 1948, 10].
„Die ‚Unsichtbaren' erklären des fernern, daß unsere Bewußtseinswelt mit dem ‚Jenseits' einen und denselben Kosmos bilde, so daß die Toten sich gewissermaßen nicht an einem anderen Ort befinden als die Lebenden" [l. c. 11].

schen Totenland", und wenn also in einer Phantasie die Seele verschwinde, bedeute das, daß sie sich ins Totenland zurückgezogen habe.

„Im ‚Totenland' bewirkt die Seele eine geheime Belebung und gibt den anzestralen Spuren, den kollektiven Inhalten des Unbewußten, Gestalt. Wie ein Medium gibt sie den ‚Toten' die Möglichkeit, sich zu manifestieren. Darum erschienen sehr bald nach dem Verschwinden der Seele die ‚Toten' bei mir, und es entstanden die ‚Septem Sermones ad Mortuos'" [l.c. 195].

JUNG merkt noch an: „Es lagen Dinge in den Bildern, die nicht nur mich angingen, sondern auch viele andere. Damit hat es angefangen, daß ich nicht mehr nur mir selbst gehören durfte. Von da an gehörte mein Leben der Allgemeinheit" [l.c. 196]. Im späten Alter hat er dann geäußert: *„Heute kann ich sagen: ich habe mich nie von den anfänglichen Erlebnissen entfernt. Alle meine Arbeiten, alles was ich geschaffen habe, kommt aus den Initialimaginationen und -träumen"* [l.c. 196]. Erst gegen Ende des Weltkriegs brach Jung seine Beziehungen zu der Dame ab, die ihm suggerieren wollte, seine Phantasien seien Kunst. Man darf also wohl annehmen, daß er ihr mindestens ein halbes Ohr geliehen hat und seine „Bilder" – wie er übrigens auch zugibt – willentlich hervorbringen und auch als Produkt auffassen konnte. Daß sie wegen dieser Entstehungsweise in bedenkliche Nähe willkürlicher Kunstprodukte gerieten, vermochte JUNG freilich nicht einzusehen. Statt dessen begann er die Mandalas zu „verstehen" [l.c. 199].
Wie berechtigt meine Zweifel am sozusagen übernatürlichen Wesen der Bilder JUNGs sind, will ich an einem Beispiel darstellen. Im „Geheimnis der goldenen Blüte" hat JUNG einige „europäische Mandalas" publiziert. Die Abbildungen 3 und 10 stammen von JUNG selbst [49, 1962, 200], was aber bei der ersten Publikation nicht erwähnt wurde. Dort waren es schlicht „während der Behandlung entstandene" Bilder.

Wie er nun in den „Erinnerungen" schildert, hatte er sich ausgiebig mit der Festung Kleinhüningen und VAUBANS Festungsplänen beschäftigt. Auch hatte seine erste „systematische Phantasie" die Stadt Basel zum Thema, mit vielen genauen Details, die JUNG anführt [49, 1962, 87]. Das Eine der erwähnten Mandalas bildet unzweideutig die Ausarbeitung dieser Phantasie. Man erkennt beispielsweise den Grundriß des Basler Münsters, seine Ziegelbedeckung und andere Details der Phantasie. Also läßt sich das Bild recht nüchtern interpretieren.
Jetzt ereignet sich freilich Wunderbares: Wenn wir JUNG Glauben schenken dürfen, hat er seine Phantasie erst 1928 bildlich festgehalten – obschon der Inhalt viel älter ist. Als das Bild fertig war, fragte er sich:

„Warum ist das so chinesisch?" [49, 1962, 201] – eine Frage, die sich, beiläufig bemerkt, dem Betrachter wohl kaum stellen wird, da unschwer eine Stadt mit Mauern etc. zu erkennen ist. JUNG erhält kurze Zeit später das Manuskript der „Goldenen Blüte" – einen chinesischen Traktat – zugesandt. Er schreibt dazu in seinen Erinnerungen: „Zur Erinnerung an dieses Zusammentreffen, an die Synchronizität, schrieb ich damals unter das Mandala: ‚1928, als ich das Bild malte, welches das goldne wohlbewehrte Schloß zeigt, sandte mit RICHARD WILHELM in Frankfurt den chinesischen, tausend Jahre alten Text vom gelben Schloß, dem Keim des unsterblichen Körpers'" [l. c.]

Zusammenfassend: Aufgrund ganz konkreter, Jahre zurückliegender Erlebnisse und Beschäftigungen malt JUNG ein Mandala. Auf diesem ist eine Stadt in Vogelperspektive zu erkennen. Kurze Zeit später erhält er von WILHELM den Traktat über die „Goldene Blüte", der von chinesischen Anschauungen handelt. Vermutlich in der Rückbesinnung stellt JUNG dann den „chinesischen" Charakter fest – anläßlich der Erstveröffentlichung wird darauf jedenfalls nicht Bezug genommen. Diesen Charakter – den der Betrachter nicht festzustellen vermag – führt er schließlich als Beweis für „synchronistische Phänomene" an – also als Beweis, daß WILHELMs Absicht, JUNG den Traktat zuzusenden, bei JUNG chinesische Phantasien erzeugt habe. Die Synchronizität scheint damit jedenfalls nicht sehr zwingend bewiesen.

Die Entstehungsgeschichte der Sermones ist damit dargelegt worden. Wie JUNG selbst anmerkt, enthält die Schrift in etwas verschlüsselter Form Gedanken, die später in seinem Werk breiter ausgeführt werden. Er gibt sich als Autor nicht zu erkennen, sondern schreibt unter dem Pseudonym „Basilides in Alexandria". Wie zu erwarten, spielen im Traktat gnostische Begriffe, die auch anderswo in JUNGs Schriften auftauchen, eine große Rolle [107, 1954, 22/29]. Aber auch seine sonstige Terminologie findet sich im Traktat, beispielsweise das Principium Individuationis.

2. Ein neuentdeckter Zusatz Jungs

Während meiner Beschäftigung mit gnostischen Autoren stellte ich im Autorenkatalog der Universitätsbibliothek Basel fest, daß BASILIDES offenbar tatsächlich Reden an die Toten verfaßt hat. Diese Neuentdeckung stellte sich dann allerdings als das Versehen eines Bibliothekars heraus, der JUNGs Pseudonym nicht erkannt hatte. Im Basler Exemplar der „Sermones" fand sich der folgende Text von JUNGs Hand: [Ich habe versucht, diesen Text zu übertragen. Für die kritische Durchsicht meiner Übertragung bin ich Herrn Dr. PETER OCHSENBEIN, Assistent am

VII SERMONES
AD MORTUOS

Der meiſter Eckehart ſagt: darvmbe lidet got gerne dͤ ſchaden der ſuͤndē vn̄ hat dicke gelitē vn̄ allerdickeſt verheget ueber diu meſche diu erhal verſehe / daz er ſie zͤ groze dinge zieheͤ welle. nun war / wer was vnſerm herreͤ ie lieber vn̄ heimlicher doͤneͤ diu apoſtele ware z der beleip nie keinͤr / er viele in totſuͤndeͤ alle wareͤ ſie totſuͤnder geweſe dͤaz hat er in der alten vn̄ niuwͤeͤ eͤ dicke bewiſet von den / diu ime verre diu liebſte darnach mͤaͤ les wurdͤeͤ vn̄ ouch noch erfraget man ſelte / daz diu liute ko̅ment ze grozeͤ dinge / ſie ſteͤ ze dem erſteͤ etwaz vertrete.

Deutschen Seminar der Universität Basel, zu Dank verpflichtet.] Die Übertragung lautet etwa:

> „Der Meister Eckehart sagt: Darum duldet Gott gern das Verderben der Sünden und hat oft geduldet und am öftesten den Menschen verziehen, die er zu großen Dingen ausersehen hatte. Überlege – wer war unserem Herrn je lieber und vertrauter als die Apostel? Von diesen bleibt keiner, der nicht in Todsünde gefallen wäre; alle waren sie Todsünder gewesen. Die Sünden dieser Apostel, die ihm später am nähesten standen, hat er im alten und neuen Testament oft belegt; auch heute erfährt man selten, daß die Menschen es zu großen Dingen bringen, ohne daß sie zuerst fehlgetreten wären."

Hier bricht der Text von JUNG ab. Im Urtext geht der letzte Satz weiter:

> „Damit beabsichtigt unser Herr, daß wir seine große Barmherzigkeit erkennen und will uns so zu großer und wahrer Demut und Andacht ermahnen."

Für die Übertragung habe ich mich auf den von JOSEF QUINT hergestellten Text verlassen, der diesen Abschnitt aus der „Rede der unterscheidunge" mit reichem Lesarten-Apparat wiedergibt. Die Vorlage JUNGS läßt sich aus dem Apparat nicht eruieren. Die meisten Abweichungen von anderen Fassungen sind zwar als Lesarten verzeichnet, daneben kommen aber im JUNG'schen Text mindestens zwei auffallende Eigenheiten vor, indem zwei Negationen weggelassen werden.
Wie ist dieser Text zu interpretieren? Hauptthemen sind die Auserwähltheit zu Großem und die Sünde – die Demut fällt im JUNG'schen Text weg.

Die Auserwähltheit zu Großem führt am öftesten zur Vergebung der Sünden. Große Dinge ohne Sünde zu erreichen, ist recht schwierig.

Wenn es JUNG nur um ein „Sündenbekenntnis" gegangen wäre, hätte er vermutlich geeignetere Stellen auswählen können und wohl auch die Demut nicht weggelassen. Bei der jetzigen Textauswahl muß man annehmen, daß neben den Sünden – was auch immer sie bedeuten mögen – auch die „großen Dinge" JUNG zur Textauswahl bewogen haben.

Die handschriftliche Beifügung erfolgte sicher erst 1916 (Druck der Schrift) oder später. Es wäre also denkbar, daß JUNG eine gewisse Selbstkritik anbringen wollte, diese aber zugleich abschwächte dadurch, daß er die Sünde als die Sünde eines „Ausersehenen" darstellt. Ob mit der „Sünde" die „Sermones" selbst gemeint sind, ist nicht abzuklären. Wenn dies der Fall wäre, könnte sich die Kritik aber lediglich auf die Form und Ausgestaltung der Schrift beziehen, denn wesentliche Punkte in ihr sind Vorwegnahme JUNG'scher Theorien[2]. Aber auch die Form der Schrift kann für JUNG nicht so überaus „sündhaft" gewesen sein, denn er greift sie ja im „Roten Buch" später wieder auf. So scheint es denn, daß JUNG irgendeinen Fehltritt vielleicht antönt, darauf aber gar nicht so großes Gewicht legt: wichtiger scheint die Thematik des Auserwähltseins.

3. Die Auserwähltheit Jungs

In seinen „Erinnerungen" erzählt JUNG, daß er eine Vision hatte, wie Gott sein Exkrement ins Basler Münster fallen ließ. Diese Vision wurde zwangshaft erlebt, und nachdem sich JUNG lange gegen sie gestemmt hatte, als „göttlicher Wille" hingenommen. JUNG empfand sich auf die Probe gestellt und akzeptiert. Er erwähnt, „daß gerade die Verworfenen die Auserwählten seien" [49, 1962, 46]. Dies scheint seine früheste Auserwähltheits-Empfindung gewesen zu sein. Das Thema hält sich dann sein ganzes Leben lang.

Zu seiner Vision bemerkt er, sie sei exklusiv für ihn gewesen, andere Leute hätten keine ähnlichen Erlebnisse gehabt. „So bekam ich das Gefühl, ausgestoßen oder auserwählt, verflucht oder gesegnet zu sein." [l.c. 47].

---

[2] Die gnostischen Züge ECKHARTS müssen JUNG außerordentlich eingenommen haben. Wie er sich selbst als „Seher" aufgefaßt hat, dessen Zeit noch nicht gekommen war, so auch ECKHART. JUNG schreibt 1, 1951, 281: „Wohl lagen die Schriften des Meisters für 600 Jahre begraben, denn ,seine Zeit war noch nicht gekommen' ". Der Seher ist für JUNG nie anzweifelbar. Das einzige Problem ist, ob die Zeit für den Seher reif sei. Das läßt sich nur begreifen, wenn man JUNGS Theorie, daß das Gesehene archetypisch beeinflußt und damit „Natur" sei, berücksichtigt.

Von hier läßt sich dann unschwer der Zusammenhang zu Jungs handschriftlichem Zusatz im Basler Exemplar der „Sermones" herstellen.

In seinen „Erinnerungen" sagt der alte Jung: „Auch heute bin ich einsam, weil ich Dinge weiß und andeuten muß, die die anderen nicht wissen und meistens auch gar nicht wissen wollen" [l.c. 47]. Dieses Wissen hat auch für ihn einen teils unheimlichen Aspekt. So schreibt er:

> „Wenn man also einen Gedanken faßt, den man noch nicht richtig fassen kann, weht es einen schaurig an, man hat eine instinktive Furcht vor neuen Gedanken, die einen etwas weit weg führen, weil sofort die Angst kommt, man werde daran verrückt. Wenn die Furcht kommt, ist auch schon die Kälte da. Es läuft einem kalt den Rücken hinunter, man hat auch kalte Hände und kalte Füße" [92a, 1936, 25].

Jung hat wiederholt eigene archetypische Erlebnisse beschrieben und bildlich dargestellt. Interessant sind die somatischen Begleitumstände wie Schwindel, Kälte etc. Man muß annehmen, daß für ihn diese so überaus deutlichen Erlebnisse über jeden Zweifel erhaben waren. Er lehnte es ab, die Visionen auf „Persönliches" zurückzuführen. In einer Arbeit über die Dichtung führt er aus:

> „Die Zurückführung des visionären Erlebnisses auf eine persönliche Erfahrung macht ersteres zu etwas Uneigentlichem, zu einem bloßen ‚Ersatz'. Damit verliert der visionäre Inhalt seinen ‚Urcharakter', die ‚Urvision' wird zum Symptom, und das Chaos entartet zur seelischen Störung ... Der erschütternde Ausblick in jenseitsmenschliche Abgründe enthüllt sich als Illusion, und der Dichter als täuschender Getäuschter. Sein Urerlebnis war ‚menschlich – allzumenschlich', so sehr so, daß er sich nicht einmal dazu stellen konnte, sondern es sich selber noch verheimlichen mußte" [79a, 1930, 321]. Und weiter: „... so ist es unzweifelhaft, daß die Vision ein echtes Urerlebnis ist. Es ist nichts Abgeleitetes, nichts Sekundäres und nichts Symptomatisches, sondern ein *wirkliches Symbol, nämlich ein Ausdruck für eine unbekannte Wesenheit*" [l.c. 322].

Was Jung über die große, visionäre Dichtung sagt, darf wohl auch auf seine eigene Psychologie übertragen werden, die ja einen starken gnostischen Grundzug aufweist.

> „Die große Dichtung, die aus der Seele der Menschheit schöpft, ist vollkommen daneben erklärt, wenn man sie auf Persönliches

zurückführen versucht. Wo immer nämlich das kollektive Unbewußte sich ins Erlebnis drängt und sich dem Zeitbewußtsein vermählt, da ist ein Schöpfungsakt geschehen, der die ganze zeitgenössische Epoche angeht. Das daraus hervorgehende Werk ist im tiefsten Sinne eine Botschaft an die Zeitgenossen ... Jede Zeit hat ihre Einseitigkeit, ihre Voreingenommenheit und ihr seelisches Leiden. Eine Zeitepoche ist wie die Seele eines Einzelnen, sie hat ihre besondere, spezifisch beschränkte Bewußtseinslage und bedarf daher einer Kompensation, die dann eben durch das kollektive Unbewußte dermaßen geleistet wird, daß ein Dichter oder Seher oder Führer dem Unausgesprochenen der Zeitlage sich leiht und in Bild oder Tat das heraufführt, was das unverstandene Bedürfnis aller erwartet ...." [l.c. 325].

Vorgreifend habe ich hier schon einige Texte zitiert, deren volle Bedeutung erst dann ganz klar wird, wenn dargestellt worden ist, wie JUNG die Archetypen und das „kollektive Unbewußte" sieht. Zur vorläufigen Erhellung ziehe ich eine andere Stelle bei:

„Ist nicht jede Erfahrung, auch im besten Falle, mindestens zur Hälfte subjektive Deutung? Andererseits ist aber auch das Subjekt eine objektive Gegebenheit, ein Stück Welt; und was aus ihm hervorgeht, geht in letzter Linie aus dem Weltgrund hervor ... So sind gerade die subjektivsten Ideen diejenigen, die der Natur am nächsten stehen, daher sie auch die allerwahrsten geheißen werden können ..." [19, 1967/1929, 385].

Die subjektivsten Ideen, Visionen etc. sind mit dem „Weltgrund" verbunden. Einerseits seien dadurch die subjektiven Ideen „wahr", da sie aus einem Objektiven hervorgehen. Andererseits bekommt dadurch auch der „Schöpfungsakt" eine ganz besondere Würde. Der Seher oder Führer ist nicht Spekulant, sondern der jeweils einzige Mensch, der die „Wahrheit" sieht, die in seinem Inneren liegt. Das gibt dem Visionär einen messianischen Zug, eine gnostische Sicherheit.
Dieses Messianische geht aus einem Zitat unverhüllt hervor, das aus einer Zeit stammt, in der JUNG gerade auch zu archetypischen Ereignissen im Dritten Reich Stellung genommen hatte:

„Die heutige Situation ist dermaßen bedenklich, daß man den Verdacht nicht unterdrücken kann, der Weltschöpfer plane wieder einmal eine Sintflut, um die gegenwärtige Menschheit auszurotten. Wer aber glauben sollte, daß man den Menschen die heilsame Überzeugung von der Existenz der Archetypen beibringen könnte, der denkt ebenso naiv, wie diejenigen Leute, welche den Krieg mit der Atombombe ächten wollen. ... Die Änderung des Bewußtseins beginnt beim Einzelmenschen und ist eine säkulare Angelegenheit, die hauptsächlich von der Frage abhängt, wie weit die Entwicklungsfähigkeit der Psyche reicht. Wir wissen heute nur, daß es vorerst einzelne Individuen gibt, welche entwicklungsfähig sind. Wie groß deren Anzahl ist, entzieht sich unserer Kenntnis, ebenso wissen wir nicht, welches die Suggestivkraft einer Bewußtseinserweiterung ist, das heißt welchen Einfluß eine solche auf die weitere Umgebung hat. Dergleichen Wirkungen hängen ja nie von der Vernünftigkeit einer Idee ab, sondern vielmehr von der nur ex effectu zu beantwortenden Frage, ob eine Zeit reif ist für eine Wandlung oder nicht" [20, 1967/1946, 254][3].

4. Jungs Äußerungen während der Hitlerzeit

JUNGS Verhalten während der Hitlerzeit zeigt die große Gefahr, die in seiner Lehre liegt, und der er selbst erlegen ist. Der Archetyp wird quasi wertneutral als Naturereignis aufgefaßt – wo also Archetypisches waltet, waltet die Natur. Dieses Walten der Natur nun hat JUNG in ADOLF HITLER festgestellt. Ich möchte dazu mit Nachdruck festhalten: ich behaupte keineswegs, JUNG habe positiv für den Nationalsozialismus als solchen Stellung genommen; aber er hat in einer grenzenlosen Naivität[4] auf seine

---

[3] Die Vernünftigkeit der Idee ist unwichtig; ausschlaggebend ist lediglich, ob die Zeit „reif" ist für den Verkünder der neuen Ideen. Solchen Äußerungen hat es JUNG zu danken, daß FREUD einmal von der „Erleuchtung" JUNGS sprach. JUNG führt aus: „Ich bin ein Arzt und habe es mit gewöhnlichen Leuten zu tun. Deshalb weiß ich, daß die Universitäten aufgehört haben, als Lichtbringer zu wirken. Man ist des wissenschaftlichen Spezialistentums und des rationalistischen Intellektualismus überdrüssig geworden" [127 b, 1946, XIII].
Da müßte man fragen, wie „gewöhnlich" JUNGS „Leute" waren, wenn sie des wissenschaftlichen Spezialistentums müde geworden waren. Daß der Mann aus dem Volk sich mit Spezialistentum und Intellektualismus herumschlägt, ist wohl kaum anzunehmen. Wie dem auch sei – JUNG stellt fest: „Man will von Wahrheit hören, die nicht enger macht, sondern weiter, die nicht verdunkelt, sondern erleuchtet" [l.c.].
[4] Mit dieser Naivität steht JUNG nicht allein da. Auch andere Zeitgenossen sind blind für die Realität gewesen. MARTIN HEIDEGGERS nationalsozialistische Irrungen sind bekannt; GOTTFRIED BENNS Eintreten für den nationalsozialistischen Staat Tatsache; aber in beiden Fällen ist die Bedeutung der Parteinahme nicht die gleiche wie bei JUNG.
Kaum jemand würde es wagen, HEIDEGGERS philosophisches Werk in einen direkten Zusammenhang mit der Ideologie des Dritten Reiches zu bringen. BENNS dichterischer Rang wird sogar – mit Abstrichen – von WALTER MUSCHG, dem großen Polemiker, betont. In beiden Fällen liegen Werke vor, die durch die Kritik am politischen Gebaren nicht tangiert werden. (fortges.)

Spekulation vertraut, das Ergriffensein der deutschen Massen gehe auf archetypische Ereignisse zurück.

JUNG war kein Anpasser, wenn er 1935 schrieb: „In Deutschland ist das Unwetter ausgebrochen, während wir noch an das Wetter glauben ... Deutschland ist ein geistiges Katastrophenland" [125b, 1935, 663f]. Das steht im vielgeschmähten Aufsatz „Wotan". Im ebenso „berüchtigten" Aufsatz „Die Bedeutung der Schweiz im Spektrum Europas" lesen wir: „Erfüllt nun die neutrale Schweiz mit ihrer rückständigen, erdhaften Art eine sinnvolle Funktion im europäischen System? Ich glaube, diese Frage bejahen zu müssen ... Der ewige Fortschritt geht bekanntlich auch gelegentlich den Berg hinunter" [26a, 1928, 476].

Für den unbefangenen Leser sind wohl diese Stellen eindeutig. Weniger klar ist, wie der Rest der erwähnten Aufsätze zu verstehen sei. Jung schreibt: „Wir Außenstehende beurteilen den gegenwärtigen Deutschen viel zu sehr als verantwortlich zu machenden Handelnden; es wäre vielleicht richtiger, ihn zum mindesten auch als *Erleidenden* zu betrachten" [125b, 1935, 668].

Wie ist dieses Erleiden zu verstehen? JUNG bemerkt:

> „Einsichtige haben deshalb schon seit geraumer Zeit verstanden, daß äußere historische Bedingungen irgendwelcher Art nur die Anlässe zu den wirklichen daseinsbedrohenden Gefahren bilden, nämlich zu politisch-sozialen Wahnbildungen, die nicht kausal als notwendige Folgen äußerer Bedingungen, sondern als Entscheidungen des Unbewußten aufzufassen sind" [107, 1954/1934, 31].

Es ist hier nicht der Ort, historisch etwa auf die Systematisierung der Judenverfolgungen einzugehen. Es wäre aber auch für einen oberflächlichen Betrachter möglich gewesen, zu entscheiden, ob die Hetze lediglich „unbewußt" in Gang kam oder bewußt geschürt wurde. Für JUNG lagen die Dinge in Deutschland so: er hatte einen „Archetypus Wotan" festgestellt, der „als autonomer seelischer Faktor kollektive Wirkungen erzeugt und dadurch ein Bild seiner eigenen Natur entwirft. In Ruhezeiten dagegen ist einem die Existenz des Archetyps Wotan unbewußt, wie eine

---

Fortsetzung von Seite 19

Bei JUNG scheint das nun doch anders. Der Gedanke der Volkseinheit, des Führertums; das sozial indifferente Gewährenlassen aggressiver Tendenzen; die Glorifizierung des ganzen mythischen Gedankenguts zu Lasten der lebenden Menschen – das alles sind Züge, die zu JUNGS eigenem System gehören, von Anfang an. Die Äußerungen JUNGS aus der Hitlerzeit sind nichts als auf die Politik übertragene Systemspekulationen. Auch wenn sie nicht moralisch bewertet werden, zeigen sie doch die Fragwürdigkeit von Spekulationen, die faktischem Geschehen hypostasierend zur „Erklärung" unterschoben werden.

latente Epilepsie" [125 b, 1935, 664]. Die Deutschen erleiden, was ihnen die Natur ihrer Archetypen aufgehalst hat. Der Forscher JUNG, der so gern Empiriker wäre, hofft auf eine Verifizierung seiner Thesen über den Archetyp.

Daß nicht das Nazitum allein gemeint ist mit dem obigen Zitat, JUNG also nicht einfach Nazi genannt werden darf, belegt eine viel frühere Stelle ähnlichen Inhalts. JUNG schrieb 1919:

> „Wir sind zwar gewohnt, tiefgreifende historische Veränderungen ausschließlich auf äußere Ursachen zurückzuführen. Ich glaube aber, daß die äußeren Umstände öfters mehr oder weniger bloße Gelegenheiten sind, bei welchen die unbewußt vorbereitete neue Einstellung zu Welt und Leben manifestiert wird ... Meistens sind es dann ein Individuum oder mehrere von besonders kräftiger Intuition, welche diese Veränderung im kollektiven Unbewußten wahrnehmen und sie in unmittelbare Ideen übersetzen. Diese Ideen breiten sich dann rasch aus ... der daraus hervorgehende Zustand ist kein krankhafter, wenigstens nicht für das Individuum. Wohl aber ließe sich dann der Geisteszustand des ganzen Volkes mit einer Psychose vergleichen. Gelingt die Übersetzung der unbewußten in eine mittelbare Sprache, so entsteht eine erlösende Wirkung ..." [41 a, 1967/1919, 355].

Historische Vorgänge werden hier unter einem ethisch völlig indifferenten Gesichtswinkel betrachtet. Aus dieser Betrachtungsweise resultiert dann auch die Möglichkeit, daß JUNG völlig unverhohlen deutschtümelnde Kreise aufforderte, in ihrem Treiben nicht so „prüde" zu tun. Er nimmt Bezug auf die Beisetzung von GUSTLOFF, bei der ein Geistlicher in SA-Uniform eine Grabrede hielt. „Deutsche Christen" seien eine contradictio in adjecto, sagt JUNG und überzieht die Bekenntniskirche (d. h. Kirche der „Deutschen Christen") mit Hohn: „Ist die Bekenntniskirche geneigt, auch so tolerant zu sein und zu predigen: Christus hat sein Blut zum Heile der Menschen vergossen, wie auch Siegfried, Baldur und Odin?" [125 b, 1935/36, 667].

Aber auch darin möchte ich nicht nazistische Ideen sehen. Es geht eben JUNG darum, am deutschen Phänomen seine Theorien zu verifizieren, die auf diesen Fall bezogen etwa lauten könnten: Ein Volk, das Odin und Siegfried zu seinen Ahnen zählt, kann nicht christlich sein, weil sein kollektives Unbewußtes ganz andere Wurzeln hat.

In diesem Sinn ist ADOLF HITLER ein Vorbild. JUNG sieht in ihm den „Ergriffenen", der nur das ausführt, wozu er bestimmt ist. Er äußert zu HITLER: „Das ist aber gerade das Eindrucksvolle am deutschen Phänomen, daß einer, der offenkundig ergriffen ist, das ganze Volk dermaßen ergreift, daß sich alles in Bewegung setzt, ins Rollen gerät und unvermeindlicherweise auch in gefährliches Rutschen" [125 b, 1935/36, 663][5].

Auch wenn JUNG selbst über sein Verhalten während der Nazizeit gesagt haben soll: „Jawohl, ich bin ausgerutscht!" [Vgl. den Brief von G. SCHOLEM in JAFFÉ, A: Aus Leben und Werkstatt C. G. JUNGS, S. 103 f], wird man nach sorgfältiger Überlegung nicht einfach zum Urteil kommen, er sei Nazi gewesen. Wohl aber muß man GUSTAV BALLY durchaus beipflichten, der JUNGS Äußerungen scharf verurteilte, weil er jüdische und germanische Psychologie trennen wollte. BALLY kritisierte: „Welchen Wert hätte es für die Arbeit auf dem Gebiete der Menschenkunde, wenn wir die Werke des Juden HUSSERL ,anders' betrachten würden als die von MEINONG oder DILTHEY, wenn wir das Rassenkriterium an die Arbeiten der Gestaltpsychologen anlegen würden, von denen VON EHRENFELS, WOLFGANG KÖHLER ,Germanen' sind, KOFFKA und WERTHEIMER aber Juden? ... Wer sich mit der Rassenfrage als Herausgeber einer gleichgeschalteten Zeitschrift vorstellt, muß wissen, daß sich seine Forderung vor einem Hintergrund organisierter Leidenschaften erhebt, der ihr schon die Deutung geben wird, die in seinen Worten implicite enthalten ist" [BALLY, G.: Deutschstämmige Psychotherapie, 1934][6].

Leider bestand bei JUNG die Rassenfrage tatsächlich, wenn auch nicht aus nationalsozialistischen Motiven. Das zeigte sich bei vielen Gelegenheiten. So etwa nach einer Kampfwahl, in der JUNG gegen FREUD kandidierte und wiedergewählt wurde. JONES, der gegen JUNG gestimmt hatte,

---

[5] Daß das „Eindrucksvolle" das hervorstechendste Merkmal des deutschen Phänomens für JUNG jedenfalls damals war, wird man diesem Zitat wohl entnehmen dürfen. Man nimmt deshalb mit einigem Erstaunen Kenntnis davon, daß JAFFÉ 1968 schreiben konnte: „Aber schon 1936 brandmarkte er in seinem Aufsatz ,Wotan' " – dem, nebenbei bemerkt, dieses Zitat mit dem Eindrucksvollen entstammt – „den Nationalsozialismus als Manifestation des typisch deutschen ,Furor Teutonicus', den er im Sturmgott Wotan personifiziert sah" [S. 98].
Wenn JUNG hier tatsächlich „gebrandmarkt" haben sollte, so muß man jedenfalls sagen, daß JUNG recht artig brandmarken konnte.
[6] Da ich JUNGS Verhalten während der Hitlerzeit in die Darstellung einbeziehe und Kritik übe, ist es billig, daß ich neben wenig bekannten pseudonazistischen Äußerungen auch eindeutig gegen nazistische Auswüchse gerichtete Handlungen JUNGS erwähne.
Folgt man der Darstellung von JONES [1962, III, 223], so ging es JUNG bei der Übernahme des Präsidiums der Überstaatlichen Allgemeinen Ärztlichen Gesellschaft für Psychotherapie vor allem darum, eine Scheidung zwischen arischer und jüdischer Psychologie vorzunehmen. Es scheint mir, daß JONES hier etwas oberflächlich ist. So wundert es denn auch nicht, daß er zwei bibliographische Hinweise auf Schriften gibt, die JUNGS Haltung kritisieren, beide Hinweise aber nicht exakt sind.
Daß in einer Nummer des „Zentralblattes", für die JUNG als Herausgeber verantwortlich war, ein Aufruf des Reichsärzteführers GÖRING für HITLER werben konnte, beruht angeb-

zufolge, soll JUNG nach der Abstimmung zu JONES gesagt haben: „Ich dachte, Sie seien Christ" [JONES: Sigmund Freud, II, 130].

Auch schriftlich hat JUNG von seiner Denkungsart in Rassenangelegenheiten Zeugnis abgelegt. Über die Zustände in Amerika schrieb er etwa: „... Darum sind oft so perverse Geschichten möglich, wie die, daß ein junges Mädchen mit einem Neger oder Chinesen durchbrennt, und andere Dinge, die bei uns einigen bevorzugten Kriminellen vorbehalten bleiben" [92a, 1936, 42].

Die teilweise Analogie eigener Anschauungen mit denen einer bestimmten Öffentlichkeit ausgerechnet unter HITLER so deutlich herauszustellen, spricht nicht gerade für Taktgefühl. Denn wenn JUNG auch erklärte, er sei nur Präsident der Internationalen Psychoanalytischen Gesellschaft geworden, um der Wissenschaft und letztlich den Menschen zu dienen, wird man auch die Frage stellen müssen, wieviele Millionen durch den „Archetypus Wotan" vernichtet worden sind, den JUNG so bereitwillig als Bestätigung seiner Theorien akzeptierte.

Die Fragwürdigkeit der JUNG'schen Theorien wird hier deutlich. Die Darstellung der Theorie – speziell der Theorie über den Archetypus – wird begreifen lassen, wie er zu seinen eigentlich nicht primär politischen Äußerungen zur Zeitgeschichte kam, die dann aber doch insofern politisch waren, als JUNG meinte, die Tagespolitik „seherisch" bewältigen zu müssen.

Die kritische Darstellung der Archetypen-Theorie wird keine Basis abgeben für eine allgemein-moralische Beurteilung. Diese Basis wird auch dann nicht geschaffen sein, wenn nachgewiesen wird, wie eng JUNGs

---

Fortsetzung von Seite 22

lich darauf, daß man JUNG arglistig getäuscht hatte – der Aufruf sollte eigentlich nur in der für Deutschland bestimmten Teilauflage erscheinen. Immerhin kam JUNG durch diesen Vorfall in den Ruf, ein „Gleichschalter" zu sein.

Es ist merkwürdig, daß JUNG bereit war, den Schriftleiter W. CIMBAL (der GÖRINGS Aufruf in der Gesamtauflage des „Zentralblattes" 1933 erscheinen ließ, ohne JUNG Mitteilung zu machen) 1934 wieder als Schriftleiter zu akzeptieren. Immerhin stellte er ihm noch den Schweizer C. A. MEIER an die Seite.

Nun hat JUNG sich zu einer dummen Zeit zu sehr ungeschickten Erörterungen über arische und jüdische Psychologie hinreißen lassen – wie BALLY zu recht rügte. Andererseits aber hat sich JUNG auch Verdienste erworben.

Ich will hier kurz zusammenfassen, was JAFFÉ [1968, 87ff.] ausführlicher darstellt: JUNG hat als Präsident der Gesellschaft die Statuten umgeändert, im Sinne einer Internationalisierung. Außerdem scheint auf sein Betreiben hin ein Beschluß gefaßt worden zu sein, daß jüdische Therapeuten, die aus der deutschen Gesellschaft ausgeschlossen worden waren, die Einzelmitgliedschaft der internationalen Gesellschaft erwerben konnten.

Nach JAFFÉ ist JUNG 1940 vom Präsidium der Internationalen Gesellschaft zurückgetreten, weil er in bezug auf neu aufzunehmende Landesgruppen „bindende Zusicherungen" verlangt habe auf „Nichtanwendung des ‚Arierparagraphen' " [l.c. 91].

23

Theorien mit seinem eigenen Erleben zusammenhängen. Auch der Umstand, daß sehr viele Aussagen JUNGS rein spekulativ sind, ergibt kein Recht zur moralischen Beurteilung. Aber es ist doch für den Wissenschaftler lehrreich zu sehen, wohin es führen kann, wenn spekulativ gewonnene Theorien verabsolutiert werden und menschliches Verhalten nicht mehr im Zusammenhang, sondern spekulativ-theoretisch beurteilt wird.

Für JUNG aber war seine Theorie keine Theorie, er fühlte sich als Seher, Prometheus gleich. Er schreibt über den Menschen, „der die neue Erkenntnis usurpiert hat" (damit meint er auch sich selber): „Er hat sich zwar über das derzeit Menschliche erhoben (‚ihr werdet sein wie Gott‘), aber damit auch vom Menschen entfernt" [30, 1967/1928, 171][7].

Der Forscher, der sich über das Menschliche erhoben hat, ist ein Seher. Er vermag das Wirken der Götter zu erkennen. JUNG sagt zwar, die Götter und Mythen seien tot – meint damit aber lediglich, daß sie nicht mehr so unmittelbar wirken wie früher. Da sie verdrängt worden sind, beherrschen sie jetzt das Unbewußte um so mehr: „Die Götter sind Krankheiten geworden, und Zeus regiert nicht mehr den Olymp, sondern den plexus solaris und verursacht Curiosa für die ärztliche Sprechstunde oder stört das Gehirn der Politiker und Journalisten, welche unwissentlich psychische Epidemien auslösen" [12, 1929, 47].

JUNG spricht von Göttern. Die Götter haben gleiche Aufgaben und Wirkungsmöglichkeiten wie die Archetypen, und es ist wohl keine Unterschiebung, wenn man die beiden Begriffe bei JUNG als Synonyma betrachtet (vgl. dazu Fußnote 9). Götter und Archetypen können nun nach JUNG auch unmoralische Tendenzen haben. Diese Tendenzen gehören zu den „biologischen Pflichten". Das sei eine soziale Zeitfrage [89, 1969/1914, 329]. Diese biologischen Pflichten sind für JUNG die höchste Instanz. Zwar schränkt er anscheinend ein:

> „Wohlverstanden, ich möchte nichts vom hohen sittlichen Werte des bewußten Wollens wegnehmen. Bewußtsein und Willen mögen als höchste Kulturerrungenschaften der Menschheit ungeschmälert erhalten bleiben. Aber was nützt eine Sittlichkeit, die den Menschen

---

[7] Dazu eine Ergänzung. JUNG schrieb einmal: „Auch sind diejenigen Ärzte als klug zu preisen – als weltklug in jeder Hinsicht – die sich den Nimbus des Medizinmannes zu geben wissen ... Am besten ist, wenn der Arzt an seine Formeln selber glaubt, sonst befällt ihn wissenschaftliche Unsicherheit, infolge deren er den richtigen und überzeugenden Ton verliert" [G. W. IV, § 578].
Auch wenn ich nicht ohne weiteres die Möglichkeit ausschließen mag, daß JUNG diese Stelle ironisch gemeint hat – er schwächt nach dem zitierten Passus sehr stark ab – scheint sie mir unter anderem auch JUNGS wirkliche Überzeugung wiederzugeben. So hat er ja auch einmal festgehalten, er müsse es der kritischen Philosophie versagen, ihm seine Gestaltungsmöglichkeiten zu rauben – was ganz ähnlich tönt.

zerstört? Wollen und Können in Einklang zu bringen, scheint mir mehr zu sein als Sittlichkeit. Moral à tout prix – ein Zeichen der Barbarei ..." [12, 1929, 10][8].

Sittlichkeit schön und gut, heißt das wohl, aber was nützt es, wenn jemand aus „biologischer Pflicht" unsittlich sein – beispielsweise einen Menschen umbringen sollte – ihn nicht umbringt und dadurch zerstört wird? Es ist besser, das sittliche Wollen nach dem durch die biologischen Pflichten bestimmten Können zu richten: ihn umzubringen. Das ist mehr als einfache Sittlichkeit, die an sich barbarisch ist.[9]

Wichtig ist nur, daß man den Sinn seiner biologischen Pflichten versteht, daß man sich selbst verwirklicht. Dazu schreibt JUNG: „Die moralische Selbstenthüllung bedeutet nur einen Schritt mehr in derselben Richtung, und schon steht Einer in der Wirklichkeit, wie er ist, und bekennt sich zu sich selbst. Tut er das ohne Sinn, so ist er ein chaotischer Narr; versteht er aber den Sinn dessen, was er tut, so kann er ein höherer Mensch scin ..." [12, 1929, 72].

Daß der „höhere Mensch" für JUNG unter den Politikern der Zeit existierte, zeigt folgende Stelle: „Nur durch die Selbstentwicklung des Einzelnen, die ich für den vornehmsten Zweck aller psychologischen Bestrebungen

---

[8] Das Thema Sittlichkeit wird noch an anderer Stelle erwähnt: „Es ist nämlich nie zu vergessen – und das muß man der FREUD'schen Schule zurufen – daß die Moral nicht in Form von Tafeln vom Sinai heruntergebracht und dem Volk aufgenötigt wurde, sondern die Moral ist eine Funktion der menschlichen Seele, die so alt ist wie die Menschheit. Die Moral wird nicht von außen aufgenötigt – man hat sie schließlich apriori in sich selbst; nicht das Gesetz, wohl aber das moralische Wesen, ohne das ein Zusammenleben der menschlichen Sozietät unmöglich wäre" [112, 1964/1943, 28]. Die Moral „ist ein instinktives Regulativ des Handelns" [l. c.].
Es ist erstaunlich, daß Jung hier in bezug auf die Moral das Zusammenleben der menschlichen Sozietät erwähnt. Erstaunlich deshalb, weil doch anscheinend in der vorgängig erwähnten Formulierung das Einzel- über dem Sozialinteresse stand. Wie aber soll eine Sittlichkeit, die in erster Linie auf den Einzelnen beschränkt ist, je das Zusammenleben der Sozietät ermöglichen? Und wie muß man es sich erklären, daß Archetypen, die JUNG oft als apriorisch bezeichnet, einerseits unmoralische Tendenzen zeigen können (die biologische Pflichten sind), man andererseits aber auch das moralische Wesen „apriori in sich selbst" habe?
Logisch gesehen müßte das eine das andere ausschließen.
Recht eigenartig tönt es auch, wenn JUNG sagt: „Der Körper ist ein Tier, unsere Körperseele ist eine Tierseele, das darf man nicht vergessen. Das ist die große Schwierigkeit, daß wir aus der Tierseele, die gänzlich unbewußt ist, die Treppe erreichen müssen, auf der wir in die Höhe steigen können" [92 a, 1936, 23]. Wenn uns das moralische Wesen apriori gegeben ist, wieso spricht JUNG dann von einer Tierseele? Wenn wir aber eine Tierseele haben, welche Mächte sollen dann unseren Aufstieg bewerkstelligen?
[9] Zu dieser Stelle gibt NEUMANN eine aufschlußreiche Illustration. Die biologische Pflicht heißt bei NEUMANN „göttlicher Einbruch". Dieser Einbruch sei „die Gefahr der lebendigen Erfahrung der Tiefenschicht, deren numinose Kraft und überpersönlicher Anspruch nicht

ansehe, entsteht der verantwortungsbewußte Träger und Führer der kollektiven Bewegung. *Wie* HITLER *kürzlich gesagt hat, muß der Führer einsam sein können und den Mut zum Alleinvorangehen besitzen*" [8 b, 1933, 171. Von mir hervorgehoben]. Für den Wissenschaftler JUNG wird hier „der Führer" gewissermaßen zum Gewährsmann. Man muß sich vor Augen halten, daß diese Äußerungen anläßlich einer Berliner Rundfunk-Sendung gemacht wurden.

In der gleichen Sendung sagte JUNG: „Zeiten der Massenbewegungen sind immer Zeiten des Führertums. Jede Bewegung gipfelt organisch im Führer, welcher durch sein ganzes Wesen Sinn und Ziel der Volksbewegung verkörpert. Er ist die Inkarnation der Volksseele und ihr Sprachrohr. ... Die Not des Ganzen ruft immer einen Führer auf ... Nur in Zeiten zielloser Ruhe hebt die ziellose Konversation parlamentarischer Beratungen an, welche immer eine Abwesenheit einer tieferen Bewegung oder eine ausgesprochene Notlage bekundet ... *Adel glaubt naturnotnotwendig an das Blut und die Rassenausschließlichkeit*" [l. c. 172 Von mir hervorgehoben].

Auch diese Äußerungen passen wieder genau in JUNGS Theorien, die schon eine bedenkliche Nähe zur Blut- und Boden-Ideologie aufweisen. Aber, wie schon früher betont, halte ich JUNGS Zustimmung zu nationalsozialistischem Treiben für eine Folge seiner eigenen Theorien – und nicht etwa umgekehrt seine Theorien für die Folge einer nazistischen Weltanschauung.

Wenn man JUNGS Äußerungen aus der Zeit nach Kriegsschluß durchgeht, sieht man, daß er an seiner Theorie festhält, um die Vorgänge zu erklären – nur hat er eine höchst merkwürdige Kehrtwendung vollzogen: „*Alle* sind, bewußt oder unbewußt, aktiv oder passiv, an den Greueln beteiligt; man wußte nichts von den Dingen und wußte sie doch, gleichsam in einem geheimen Contrat génial" [52 a, 1945, 3]. Die „Volks-

---

Fortsetzung von Seite 25

ausgeklammert werden darf, außer man klammere damit die Lebendigkeit, die Tiefe und das Überpersönliche zum eigenen Verderb zugleich mit aus" [NEUMANN, E., 1964, 105]. Daß diese Tiefe eine ganz besondere Würde habe, ist für NEUMANN ebenso klar wie für JUNG, der ja über die Deutschen nach der Katastrophe geäußert hat, wer so tief fallen könne, habe Tiefe.

NEUMANN fährt fort: „Hier setzt der Konflikt ein, das – im Sinne des Kulturkanons – ‚Böse' tun zu müssen, allerdings nicht in der Leichtfertigkeit eines unbewußten Überschwemmtseins, sondern in dem bewußten und konfliktreichen ‚Annehmen des Bösen', das hier der ‚Eingriff der Gottheit' fordert" [l. c.]. Man kann wohl schwerlich annehmen, daß es NEUMANN um die Rechtfertigung nationalsozialistischer Umtriebe ging. Es ist aber doch erstaunlich, daß nicht einmal er, der doch mit den Leidenden dieser Zeit einen engeren Kontakt gehabt haben muß als JUNG, hellhöriger war und sogar dahin kam, eine reine Spekulation als „göttlichen Einbruch" zu hypostasieren.

seele" hat also die Greuel auf dem Gewissen. Sehr interessant ist, daß
JUNG, früher Bewunderer eben dieser Volksseele, nun lakonisch festzuhalten vermag: „Die Frage der *Kollektivschuld* ... ist für den Psychologen eine Tatsache ..." [l.c.].
Noch erstaunlicher sind weitere Äußerungen: „Die Deutschen nun erweisen sich den Dämonen gegenüber als spezifisch schwach, dank ihrer
unglaublichen Suggestibilität. Diese zeigt sich z.B. in der Freude am
Gehorsam, der willenlosen Unterordnung unter ein Kommando, das ja
nichts anderes als eine Form der Suggestion ist" [l.c.]. Früher las man
es anders: HITLER war ein „Ergriffener", die Zeitläufte Resultat archetypischen Wirkens. JUNG, der selbst den Deutschen diese Theorie
suggeriert hat, wirft ihnen nun vor, daß sie dieser Suggestion erlegen
sind.
JUNG hat einmal am Beispiel von SCHOPENHAUER und einem imbezillen
Schlosserlehrling den Unterschied zwischen einem Genie und einem Geisteskranken dargestellt [30, 1964, 157]. Das Genie bringt Ideen unters
Volk, die wirksam werden. Der Geisteskranke dagegen wird von seinen
Ideen aufgebläht, er erleidet eine „Inflation". Während JUNG früher im
Führer den „Ergriffenen" sah, der Seherfunktion hatte, schreibt er jetzt,
daß im Nationalsozialismus „der Druck der Dämonen so stark wurde,
daß sie sich der Menschen bemächtigten und zu geisteskranken Über-
menschen aufblähten, allen voran HITLER, der dann die anderen an-
gesteckt hat" – das fand JUNG früher gerade das „Eindrucksvolle am
deutschen Phänomen". Er schreibt dann weiter: „Alle nationalsozialistischen Führer waren Besessene ... 10 Prozent der deutschen Bevölkerung
sind heute rettungslose Psychopathen" – was natürlich 1945 jedermann
gerne hörte.
Auch sein Bild von der Schweiz hat sich merkwürdig modifiziert. Sprach
er 1933 u.a. noch von der „ziellosen Konversation parlamentarischer
Beratungen" – im Großdeutschen Rundfunk – so entdeckt er nun 1945:
„Wir Schweizer sind vor solcher Gefahr durch unsern Föderalismus im
Staatlichen, durch unsern Individualismus im einzelnen geschützt"
[52a, 1945, 3].
JUNG legt eine völlig unangebrachte Überheblichkeit an den Tag. Vergleicht man seine Schriften vor 1945 mit denen von später, so muß man
feststellen, daß er versucht hat, seine eigenen Fehler zu vertuschen. Mit
biedermännischer Entrüstung hält er den Deutschen all die Fehler vor,
die er selbst auch begangen hat. „Es war nicht leicht", schreibt er, „mit-
anzusehen, wie ein ganzes Deutschland aufgeatmet hat, als ein größen-
wahnsinniger Psychopath sagte: ,Ich übernehme die Verantwortung.'"
Hat er denn nicht selbst den Führer zitiert, als dieser sagte, ein Führer
brauche den Mut, allein voranzugehen? JUNG fährt fort:

„Das deutsche Volk hätte auf die dem Ausländer (bis auf wenige schwerbegreifliche Ausnahmen) als lächerlich erscheinende, pathetische, d. h. offenkundig hysterische Geste HITLERS und auf seine weibisch kreischenden Reden niemals hereinfallen können, wenn diese Gestalt, die mir auf Grund eigenen Augenscheins wie eine psychische Vogelscheuche vorkam (ein Besenstiel als ausgestreckter Arm), nicht ein Spiegelbild der allgemeinen deutschen Hysterie gewesen wäre. Man wagt es ja nicht gerade ohne schwere Bedenken, sozusagen ein ganzes Volk als ‚psychopathisch minderwertig‘ aufzufassen; aber es war – weiß Gott – die einzige Möglichkeit, sich die Massenwirkung dieses Popanzes einigermaßen zu erklären“ [65 a, 1945/46, 73/76].

Nun stellt JUNG zweifellos auch eine der „schwerbegreiflichen Ausnahmen“ dar. Ihn deshalb zu verurteilen, steht uns nicht zu. Das heißt aber nicht, daß wir deshalb seinen plumpen Täuschungsversuch kommentarlos hinnehmen müssen. Und wenn JUNG sagt, jedes Stück der Triade HITLER, GÖRING und GÖBBELS hätte für sich „genügt, um einen instinkt-begabten und unverbogenen Menschen zu veranlassen, dreimal das Kreuz vor diesen Leuten zu schlagen“ [l. c. 77], so muß man festhalten, daß er in den Anfangszeiten auch nicht mehr Instinkt besaß. „Aber was geschah? HITLER wurde in den Himmel erhoben, es gab sogar Theologen, welche in ihm den Erlöser erblickten“ [l. c.] – nebst einigen Psychologen, die ähnliche Beurteilungen abgaben.

JUNG wertet noch einmal kritisch: „So leicht verständlich die initiale Verführung ist, so schwer begreiflich erscheint einem das Ausbleiben einer Reaktion“ [l. c. 78]. Auch seine anfängliche Verführung durch HITLER ist verstehbar. Weshalb blieb aber seine „Reaktion“, die er von den Deutschen fordert, aus, nachdem er sich in Berlin angeblich vom Wahnsinn des Regimes augenscheinlich überzeugt hatte?

Statt seine Fehler offen einzugestehen und nach Kriegsschluß das Thema Nationalsozialismus vorsichtig zu meiden, fühlte sich JUNG bemüßigt, Lehren zu erteilen. Es gelingt ihm sogar der erstaunliche Trick, aus der Schuld eine conditio sine qua non für die Reifung zu machen: „Ohne Schuld gibt es leider keine seelische Reifung und keine Erweiterung des geistigen Horizontes“ [65 a] – wer also der Hitlerei nicht verfallen war, kann nicht „reifen“. Denn – und nun taucht plötzlich wieder das Eckhart-Zitat auf, mit dem JUNG seine „Sermones“ einleitete – „was sagte doch Meister Eckhart: ‚Darum hat denn auch Gott das Sündenelend am öftesten gerade über die Menschen verhängt, die er zu großen Dingen hat ersehen wollen. Sie es doch an: wer war unserm Herrn lieber und heimlicher als die Apostel? Nicht einer bleibt, der nicht gefallen war, alle waren sie Todsünder gewesen'. Wo die Schuld groß ist, kann sich auch eine noch größere Gnade dazugesellen" [l. c.]. Richtig groß kann also nur der werden, der vorher recht tief gefallen ist. Man wird den Eindruck nicht los, daß hier JUNG den Blick nicht nur auf die Deutschen gerichtet hat, sondern auch pro domo sprach. Man könnte es verstehen, wenn er vor der Überheblichkeit der Selbstgerechten warnen würde. Aber nicht nur die Selbstgerechten kommen schlecht weg, sondern auch diejenigen, die im Gegensatz zu ihm selbst nicht gestrauchelt sind. Diese können „leider" nicht reifen und behalten ihren engen Horizont. Woher weiß JUNG das eigentlich so genau?

Mir scheint, daß sich JUNG hier recht erbärmlich verteidigt und rechtfertigt. Über sein eigenes Straucheln geht er großzügig hinweg. Wer aber den Deutschen – und mit ihnen JUNG – das Straucheln vorhält und über dem „Abscheu vor der deutschen Schuld der eigenen moralischen Unzulänglichkeit" vergißt, der ist unweigerlich der „Besessenheit verfallen" [52a, 1945, 3]. Damit wären freilich unbequeme Kritiker sehr elegant aus der Welt geschafft. Nun ist ja aber JUNG auch ein solcher Kritiker der Deutschen. Die Kollektivschuld ist für ihn keine Frage, 10 Prozent der Deutschen sind hoffnungslose Psychopathen – die Kritik ist laut und deutlich. Wo aber bleibt das Eingeständnis der eigenen Unzulänglichkeit?

Grundsätzlich hat sich JUNGs Anschauung nicht geändert, lediglich die Ausdrucksweise wurde dem Zeitgeschehen entsprechend recht elastisch gehandhabt. Die Überzeugung, daß die Deutschen „Erleidende" seien, und damit die ganze Archetypentheorie, haben sich erhalten. Der letzte Satz eines JUNG-Interviews von 1945 lautet: „So wahr es ein Buchenwald gibt, so wahr gibt es Dämonen" [52a, 1945, 3].

In seinen „Erinnerungen" geht er auf das Thema Nationalsozialismus überhaupt nicht ein. Bei der sonstigen, geradezu unfaßlichen Offenheit der „Erinnerungen", die man JUNG zugestehen muß, und die wohl in der Geschichte der Psychologie einmalig ist, scheint dieser Mangel unbegreiflich.

Jedoch äußert er sich an anderer Stelle – in den Gesprächen mit EVANS – noch einmal kurz zum Nationalsozialismus, und speziell zu HITLER. Er schreibt: „Sehen Sie ein solches Phänomen wie HITLER an. Das ist ein psychisches Phänomen, und wir haben es als solches verstehen gelernt. Es ist so, als bräche eine furchtbare Typhusepidemie aus, und man würde sagen: ,Dieser Typhus, ist er nicht eine wunderbare Krankheit?'" [56, 1967, 56f.]. Das scheint mir deutlicher als alle anderen Stellen JUNGs Einstellung zu den Nazi-Erscheinungen auszudrücken. Zwar konnte JUNG – vor allem nach 1945 – schlecht davon absehen, die

Ereignisse mindestens als krankhaft zu bezeichnen, aber eine große Faszination blieb dennoch übrig: ist es nicht „eine wunderbare Krankheit?" Wunderbar wohl eben deshalb, weil sie JUNGS Theorie zu bestätigen schien.

Kapitelzusammenfassung

JUNG hatte eine recht merkwürdige Fähigkeit zu Visionen. Nachdem er 1916 ganz konkrete Erlebnisse mit Geistern gehabt habe, sei er dazu gezwungen worden, seine Erlebnisse im Umgang mit den Gestalten seiner Visionen niederzulegen. So entstanden die „Sermones". In einem Exemplar der Sermones ist ein handschriftlicher Zusatz JUNGS gefunden worden, der von Sünde und Auserwähltheit handelt. Dem Thema der Auserwähltheit bin ich in seinen Schriften nachgegangen.

JUNG nimmt eine gnostische Grundhaltung ein. Der Seher oder Führer übt bei ihm eine sehr wichtige Funktion aus: er ist jeweils das einzige, ausgezeichnete Individuum, das den Zeitgenossen den Weg des Heils zeigen kann. Der Seher oder Führer ist ein (von den Archetypen) Ergriffener – er kann deshalb nie irren. Das einzige Problem ist jeweils, ob die Zeit für einen Seher reif ist oder nicht.
Ich habe dargestellt, wie JUNG anfänglich in ADOLF HITLER einen Seher und Führer in seinem Sinn gesehen hat. Die positiven Äußerungen JUNGS zu HITLER und zum Nationalsozialismus sind zahlreich. Trotzdem finde ich es falsch, JUNG einen Nazi oder Anpasser zu nennen. Er ist seinen eigenen Spekulationen zum Opfer gefallen, die er durch den Nationalsozialismus bestätigt sah – bis er dann 1945 scheinbar geweckt wurde.

Was Anlaß zu Kritik gibt, ist JUNGS fragwürdiges Verhalten nach Kriegsende. Fehler, die ihm selbst unterlaufen sind, kreidet er nun den Deutschen an. Er droht den Selbstgerechten mit „Besessenheit", ist aber selbst nicht nur selbstgerecht, sondern geradezu überheblich.

Es läßt sich nachweisen, daß JUNG die Theorien, die ihn in ein Fiasko geführt hatten, nach 1945 nur scheinbar aufgab. Denn er spricht nach Kriegsschluß im Zusammenhang mit Buchenwald von Dämonen und nennt HITLER noch 1957 ein psychisches Phänomen, einen „Typhus", der wie eine „wunderbare Krankheit" aussehe. Das zeigt JUNGS Haltung am deutlichsten: man kann ihm nicht rundweg absprechen, daß er irgendwann den Irrsinn des Nationalsozialismus eingesehen habe. Dieser Irrsinn paßte aber sehr gut zu JUNGS Spekulationen und aus diesem Grunde war er fasziniert.

II. Jungs Weltbild

1. Jungs wissenschaftliche Selbstcharakterisierung

Überblickt man JUNGS Werk, so stellt man fest, daß einige der von ihm behandelten Themen verschiedentlich modifiziert worden sind. Es zeigt sich aber, daß von grundlegenden Veränderungen früherer Ansichten nirgends die Rede sein kann. Ein Bruch, wie ihn im Werke FREUDS etwa das Aufgeben der Traumatheorie bedeutet, ist bei JUNG nirgends vorhanden.

Nun kann es sich hier nicht darum handeln, die Homogenität der einzelnen Theorien Jungs darzustellen. In diesem Abschnitt wird versucht, das Weltbild JUNGS darzustellen. Im nächsten Abschnitt wird dann die Archetypen-Theorie dargestellt und untersucht, wie diese mit JUNGS Weltbild zusammenhängt – mit anderen Worten: es wird untersucht, inwiefern JUNGS Archetypen-Theorien nicht nur von der Empirie, sondern von seinem weltanschaulichen System her begründet sind.

Daß eine Berechtigung besteht, in JUNGS Werk auch Ansätze einer Metaphysik und Kosmologie zu sehen, wird aus der folgenden Darstellung hervorgehen. Die Absicht dabei ist keineswegs, JUNG als Nur-Metaphysiker darzustellen, immerhin aber doch, seine oftmals etwas aufdringlichen Berufungen auf die Empirie kritisch auf ihre Berechtigung zu untersuchen.

„Ich bin kein Philosoph, sondern ein bloßer Empiriker, und in allen schwierigen Fragen bin ich geneigt, nach der Erfahrung zu entscheiden", [55, 1967/1926, 364] stellt JUNG fest. Ergänzend an anderer Stelle: „Obwohl man mich häufig einen Philosophen genannt hat, bin ich Empiriker und halte mich als solcher an den phänomenologischen Standpunkt" [81, 1963/1937, 1].

JUNG sagt auch, daß er kein Verdienst darin finde, „über Dinge zu spekulieren, die wir nicht wissen können. Ich enthalte mich deshalb, Behauptungen aufzustellen, die die Grenzlinien einer Wissenschaft überschreiten" [9, 1939, 264]. Im Gegensatz dazu lesen wir dann aber wieder: „Ich kann es kaum verschleiern, daß wir Psychotherapeuten eigentlich Philosophen ... sein sollten oder vielmehr, daß wir es schon sind, ohne es wahr haben zu wollen, ..." [90, 1945, 160].

JUNGS Haltung gegenüber der Philosophie scheint unentschlossen. Denn hat er einerseits gesagt, die Psychotherapeuten seien eigentlich Philosophen, so schränkt er andererseits ganz entschieden wieder ein: „Es wird von Seiten der Kritik geflissentlich übersehen, daß ich von Tatsachen der wirklichen Seele rede und keine philosophische Begriffsakrobatik treibe" [122, 1954, 463]. So ganz unberechtigt scheint der Vorwurf der Begriffsakrobatik aber auch wieder nicht zu sein – wie hätte JUNG sonst schreiben können, in wissenschaftlicher Theorie- und Begriffsbildung liege viel von persönlicher Zufälligkeit. Auch andernorts äußert er sich im gleichen Sinn: „In Wirklichkeit hängt in diesen Dingen alles am Menschen und wenig oder nichts an der Methode. Die Methode ist ja nur der Weg und die Richtung, die einer einschlägt, wobei das Wie seines Handelns der getreue Ausdruck seines Wesens ist" [12, 1929, 11].

Diesen Stellen meint man entnehmen zu dürfen, daß JUNG sich der Gefahren in der Theoriebildung wohl bewußt sei und – da er sich ja auf Tatsachen beruft – auf eine Klärung dränge. Das scheint auch das folgende Zitat zu belegen:

„*Durch die Anwendung des reinen Begriffes auf die Stoffe der Erfahrung tritt notwendigerweise eine Konkretisierung oder Veranschaulichung des Begriffes ein*, wodurch es dann den Anschein hat, als ob damit auch eine Substanz durch den Begriff gesetzt sei … Daher hypostasiert sich jeder angewandte Begriff unvermeidlich, auch wider unseren Willen, worüber wir allerdings nie vergessen dürfen, daß wir es doch mit einem Begriff zu tun haben" [110, 1948, 51].

Ganz in diesem Sinne schreibt er an anderer Stelle: „Das schlechthin sich Ereignende harrt des unvoreingenommensten Blickes und einer ‚voraussetzungslosen' denkerischen Bearbeitung, die sich ängstlich aller Anschauungsmöglichkeiten, welche die Philosophie in überreichem Maße anbietet, wie einer gefährlichen Versuchung entziehen muß" [63 b, 1935, 7].

Nach all dem Dargelegten ist es aber wirklich „peinlich", daß der gleiche JUNG sagen kann: „Ungleich peinlicher aber ist mir die Tatsache, daß der Empiriker auch auf jene Klärung seiner Begriffe in denkerischer Hinsicht, die dem Philosophen unabweisbares Bedürfnis ist, verzichten muß" [l. c. 8].

So nennt sich JUNG also erst Empiriker, sagt dann aber, daß er eigentlich Philosoph sei, ohne es wahrhaben zu wollen. Obschon er demzufolge auch als Philosoph betrachtet werden kann, nimmt er es seinen Kritikern übel, daß sie dies tun. Der Empiriker weiß, daß er über beweisbare

Tatsachen hinaus nichts wissen kann – der gleiche Empiriker weist aber wieder auf die persönliche Zufälligkeit in der Theorienbildung hin. Müßte der Empiriker, dem es um Beweisbares geht, diese Zufälligkeiten nicht genauer untersuchen? JUNG scheint das zu bejahen und warnt vor den Hypostasierungen. Er warnt vor der gefährlichen Versuchung, philosophische Anschauungsmöglichkeiten anzuwenden. Gesamthaft sagt das alles aus, daß der Empiriker nur Beweisbares berücksichtigen dürfe und sich philosophischer Äußerungen zu enthalten habe. Nun schließt aber JUNG in dem Sinn, daß der Empiriker seine Begriffe – vor deren Hypostasierung er warnt – nicht der Klärung zuführen könne, die der Philosoph durchführe. Das heißt: obwohl die Begriffe als solche fragwürdig sind, soll ihre Fragwürdigkeit nicht untersucht werden. Man wird nicht behaupten mögen, dieser Standpunkt sei eindeutig.

Die Kritik hat sich zu allen Zeiten auf die spekulativen Züge des „Empirikers" JUNG gestürzt. JUNG bemerkt dazu:

> „Es ist eine merkwürdige Tatsache, daß meine Kritiker, mit wenigen Ausnahmen, den Umstand verschweigen, daß ich als Arzt von empirischen Tatsachen ausgehe, deren Nachprüfung jedermann offensteht. Dafür aber kritisieren sie mich, wie wenn ich ein Philosoph oder ein Gnostiker wäre, welcher übernatürliche Erkenntnis zu besitzen vorgibt" [124b, 1963/1952, 335].

Über seine empirischen Bemühungen bereits während des Medizinstudiums schreibt er in seinen „Erinnerungen":

> „Mehr denn je trieb es mich zur Empirie. Ich nahm es den Philosophen übel, daß sie von all dem redeten, was keiner Erfahrung zugänglich war und überall da schwiegen, wo man auf eine Erfahrung hätte antworten sollen. Es schien mir zwar, daß ich irgendeinmal und irgendwo durchs Diamantental gekommen sei, aber ich konnte niemanden davon überzeugen, daß die Gesteinsproben, die ich mitgebracht hatte, etwas anderes als Kieselsteine waren, auch mich selber nicht, bei näherem Zusehen" [49, 1962, 111].

Über den Empiriker sagte JUNG in einem Gespräch mit WHITE: „Er weiß, daß er über beweisbare Tatsachen hinaus nichts wissen, sondern höchstens träumen kann, und er hält es für unmoralisch, Traum und Wissen zu verwechseln" [124b, 1957, S. XVI]. Dieses Credo muß man sich vor Augen halten, besonders etwa bei der Entstehungsgeschichte der „Sermones", die JUNG ja als Fundierung seines Werkes betrachtet hat. Ge-

gen die Vorwürfe, er sei von diesem Credo abgewichen, wendet JUNG ein:
„Man hat mir zwar des öfteren vorgeworfen, daß ich von Archetypen
bloß träume. Ich muß diese vorschnellen Kritiker aber daran erinnern,
daß es eine vergleichende Motivforschung gab, längst bevor ich von
Archetypen sprach" [l. c.]. Diese Verteidigung hört sich merkwürdig an.
Beweist denn der Umstand, daß es vor JUNG Motivforschung gab,
überhaupt etwas? Diese Motivforschung kann ja ein spekulatives Unter-
fangen gewesen sein. Aber auch wenn wir etwa ADOLF BASTIAN gern den
Titel eines Empirikers zugestehen, ist JUNGs Verteidigung nicht stich-
haltig. Denn vom empirischen Sammeln von Mythen bei BASTIAN bis zur
spekulativen Interpretaion dieser Funde durch JUNG ist es ein weiter
Schritt.

Nach JUNG sind alle seine Theorien empirisch fundiert. Sein Verhältnis
zur Empirie allerdings schillert eigenartig: „Empirische Begriffe sind
irrationaler Natur. Der Philosoph, der sie so kritisiert, als wenn sie
philosophische Begriffe wären, führt einen Kampf gegen Windmühlen"
[5a, 1963/1952, 660].

Wie weit sein Begriff der Empirie trägt, zeigt uns eine Art von Selbstcharakterisierung, die er mit Bezug auf die Romantik gegeben hat:
„Der Parallelismus mit meinen psychologischen Auffassungen rechtfertigt es, meine Ideen als ‚romantisch' zu bezeichnen. Eine entsprechende
Untersuchung in philosophischer Hinsicht würde diese Bezeichnung
ebenfalls rechtfertigen, denn jede Psychologie, welche die Seele als
Erlebnis kennt, ist im Sinne der Geschichte ‚romantisch' und alchymi-
stisch'. Unterhalb der Erlebnisstufe ist aber meine Psychologie auch
wissenschatlich-rationalistisch, was ich den geneigten Leser nicht zu
übersehen bitte" [61A, 1935, S. V.][10].

JUNG sagt, er schreibe „als Arzt und aus ärztlicher Verantwortung und
nicht als Bekenner" [1, 1951, 9]. Dann schreibt er auch wieder, daß die
Ärzte eben „nichts Besseres zur Hand haben, als jene bescheidene ‚Gnosis',
welche die Empirie ihnen bietet" [5a, 1963/1952, 664]. Es verwundert, daß

---

[10] Wissenschaftlich-rationalistische Züge können JUNG nicht abgesprochen werden. Es
reicht aus, hier an die Assoziationsstudien zu erinnern. JUNG hat aber genügend Zeugnisse
beigesteuert, die jedenfalls eine gewisse Skepsis zulassen. So schrieb er etwa, „daß zum Beispiel die Resultate der ESP-Experimente von S. G. G. SOAL und K. M. GOLDNEY, wie
G. E. HUTCHINSON hervorhebt, eine Wahrscheinlichkeit von $1:10^{31}$ besitzen" – eine sicher
verschwindend geringe Wahrscheinlichkeit. Umso überraschter ist man nun, wenn man den
nächsten Satz JUNGs liest: „10^{31} entspricht der Summe der Moleküle in 250000 Tonnen
Wasser" [98, 1967/1952, 575]. Mit recht eigentümlicher Argumentation versucht hier JUNG
dem Leser zu suggerieren, daß eine kaum noch existierende Wahrscheinlichkeit ein er-
drückendes Gewicht habe, was er mit dem Bild der 250000 Tonnen Wasser ausdrückt.
Es läßt sich denken, daß JUNG einer Täuschung erlegen ist, wissenschaftlich-rationalistisch
ist die Denkweise aber sicher nicht.

JUNG Empirie und Gnosis in einem Zug erwähnt. Daß die oben zitierte Stelle nicht ironisch aufzufassen ist, geht aus andern Stellen hervor. So sagt er etwa: „Das moderne Bewußtsein wendet sich im Gegensatz zum 19. Jahrhundert mit seinen intensivsten und stärksten Erwartungen der Seele zu und zwar im gnostischen Sinne" [92, 1931, 417]. Recht gnostisch tönt auch, daß JUNG in seinen Erinnerungen sagen konnte, er fühlte sich „als ein Auge im tausendäugigen Weltall" [49, 1962, 81]. Weiter lesen wir: „Das moderne Bewußtsein ... will wissen, d. h. Urerfahrung haben" [92, 1931, 417] und: „Wir Modernen sind darauf angewiesen, den Geist wieder zu erleben, d. h. Urerfahrung zu machen" [l. c. 83].

Wie JUNGs Erfahrungsbegriff etwa aufzufassen ist, erhellt auch eine Stelle aus seinen „Erinnerungen". Er hatte in seiner Jugend unter verschiedenen zwanghaften Gedanken gelitten und teilt unter anderem die erwähnte Vision von Gott und dem Münster mit. Aus dieser Vision resultierte für JUNG die Überzeugung, „... daß Gott ... eine der allersichersten, unmittelbaren Erfahrungen war. Jene entsetzliche Geschichte mit dem Münster hatte ich doch nicht erfunden. Im Gegenteil, sie wurde mir aufgedrängt ..." [49, 1962, 67].
Die Empirie scheint aber auch für JUNG noch Lücken aufzuweisen. In bezug auf die von ihm postulierte Ganzheit der Gesamtpersönlichkeit führte er deshalb, als zusätzliche Komplikation seiner ohnehin schon genug belasteten Theorien, noch die Möglichkeit ein, daß ein Phänomen auch „potentiell empirisch" sein könne [84, 1960/1958, 512].

2. Jungs „Philosophie"

„Alle psychischen Vorgänge sind Korrelate der Zellvorgänge sowohl nach materialistischer Auffassung als auch nach der des psychophysischen Parallelismus", schreibt JUNG [111, 1968/1907, S. 7]. Diese Behauptung eines psychophysischen Parallelismus steht nicht vereinzelt. Über das kollektive Unbewußte schreibt er: „Weil das kollektive Unbewußte ein in letzter Linie in der Hirn- und Sympathicus-Struktur sich ausdrückender Niederschlag des Weltgeschehens ist, so bedeutet es in seiner Gesamtheit eine Art von zeitlosem, gewissermaßen ewigen Weltbild, ..." [45, 1967/1927, 428].
Besonders beim Primitiven stellt JUNG das Funktionieren dieses Parallelismus fest: „Was außen geschieht, geschieht auch in ihm, und was in ihm geschieht, geschieht auch außen" [44, 1967/1928, 178]. Allgemeiner formuliert JUNG:

„Da Psyche und Materie in einer und derselben Welt enthalten sind, überdies miteinander in ständiger Berührung stehen und schließlich beide auf unanschaulichen transzendentalen Faktoren beruhen, so besteht nicht nur die Möglichkeit, sondern gar auch eine gewisse Wahrscheinlichkeit, daß Materie und Psyche zwei verschiedene Aspekte einer und derselben Sache sind" [20, 1967/1946, 246].

Wenn Psyche und Materie nur zwei Aspekte einer Sache sind, ist klar, daß alles Psychische als Wirkung dieser „Sache" angesehen werden kann. Damit wird aber dieses Psychische gewissermaßen zu einem Epiphänomen, was JUNG auch gemeint zu haben scheint. So schreibt er etwa: „Unserem Ichbewußtsein erscheint der Assoziationsprozess als ein Werk, das seinem Ermessen, dem freien Willen und der Aufmerksamkeit unterstellt ist; in Wirklichkeit aber ist das Ichbewußtsein bloß die Marionette, die auf der Schaubühne eines verborgenen automatischen Getriebes tanzt" [23, 1906, 211].
Diese Marionettenbühne des Welttheaters beschreibt JUNG an anderer Stelle: „Die Macher stehen hinter den Kulissen des Welttheaters. Es ist im großen wie im kleinen. Im Bewußtsein sind wir unsere eigenen Herren, wir sind anscheinend die ‚Faktoren' selber. Schreiten wir aber durch das Tor des Schattens, so werden wir mit Schrecken inne, daß wir Objekte von Faktoren sind" [107, 1954/1944, 30].
Eine ähnliche Äußerung JUNGS wirkt gerade wieder im Zusammenhang mit seinen politischen Ansichten erhellend: „Nach meinem unmaßgeblichen Dafürhalten ist der schöpferische Geist des Menschen keineswegs seine Persönlichkeit, sondern ein Zeichen oder ‚Symptom' einer zeitgenössischen Geistesströmung. Seine Person hat nur die Bedeutung eines Bekenners einer ihm aus unbewußten kollektiven Hintergründen aufgedrängten Überzeugung, die ihn unfrei macht" [61 a, 1930, 7].

JUNG unternimmt es, SIGMUND FREUD nach diesem Schema einzuordnen: „FREUD ist getragen von einer eigentümlichen Geistesströmung, die sich bis ins Zeitalter der Reformation zurückverfolgen läßt ... Aus vielerlei dunklen Quellen floß dieser Geistesstrom zusammen, der, im Laufe des 19. Jahrhunderts rasch an Mächtigkeit gewinnend, viele Bekenner, in deren Reihe FREUD kein Vereinzelter ist, hervorgebracht hat" [l.c.].

Aber auch sich selbst hat JUNG in einen ähnlichen Rahmen des „Zeitalters" eingeordnet. So beschreibt er das Heraufkommen der analytischen Psychologie:

„Man kann das Reden vom Unbewußten aber nicht bloß der analytischen Psychologie zur Last legen: es hat überhaupt angefangen in der ganzen gebildeten Welt in der Zeit nach der französischen Revolution, und zwar fing es an mit MESMER. Man sprach damals allerdings nicht vom Unbewußten, sondern vom *animalischen Magnetismus,* welcher aber nichts anderes ist als eine Wiederentdeckung des primitiven Seelenkraftstoffbegriffes aus dem Unbewußten, eben durch Wiederbelebung der in potentia vorhandenen ursprünglichen Vorstellungsmöglichkeiten. Während sich der animalische Magnetismus allmählich überall als *Tischrückepidemie* in der ganzen westlichen Welt verbreitete, was einem wiederbelebten Fetischglauben durchaus gleichkommt – Belebung eines unbelebten Gegenstandes – erhob ROBERT MAYER die primitive dynamische Anschauung, die sich auch ihm zwangsmäßig aus dem Unbewußtsein wie eine Inspiration aufgedrängt hatte, wie er selbst beschreibt, zum wissenschaftlichen Begriff der Energetik. Unterdessen hatte sich das Tischrücken aus seinen Anfängen befreit und wuchs heran zum Spiritismus, zum modernen Geisterglauben, einer Wiedergeburt der schamanitischen Religionsform unserer Urahnen. Diese Entwicklung wiederbelebter Inhalte des Unbewußten, die noch anhält, hat in den letzten Jahrzehnten zu der gewaltigen Ausbreitung nächsthöherer Entwicklungsstufen, nämlich zu gnostisch-eklektischen Systemen, der Theosophie und Anthroposophie, geführt, gleichzeitig zu den Anfängen der ursprünglich aus der französischen Psychopathologie, speziell aus der Hypnotistenschule, hervorgegangenen analytischen Psychologie, welche die Phänomene des Unbewußten wissenschaftlich zu ergründen sucht, dieselben Erscheinungen, welche dem naiven Gemüte von theosophisch-gnostischen Sekten in der Form von Mysterien zugänglich gemacht werden. Man kann aus dieser Entwicklung ersehen, daß die analytische Psychologie kein isoliertes Faktum ist, sondern in einen bestimmten historischen Rahmen gehört. Daß diese Störung oder Wiederbelebung des Unbewußten gerade in jene Zeit um 1800 fällt, muß ich in Zusammenhang mit der französischen Revolution bringen, welche weniger eine politische, als eine Revolution der Geister war, eine allgemeine Explosion des Zündstoffes, welchen die französische Aufklärung aufgespeichert hatte. Die erstmalige offizielle Absetzung des Christentums durch die Revolution muß dem unbewußten Heiden in uns einen gewaltigen Eindruck gemacht haben, denn von da an kam er nicht mehr zur Ruhe. Im größten Deutschen jener Zeit, in GOETHE, durfte er sich sogar leben und in HÖLDERLIN durfte er wenigstens laut die Seligkeit Griechenlands anrufen. Und von da an machte die Entchristianisierung der Weltanschauung rasche Fortschritte trotz gelegentlicher Reaktion. Damit ging Hand in Hand der Import fremder Götter. Neben dem schon erwähnten Fetischismus und Schamanismus wurde der Buddhismus seit SCHOPENHAUER importiert. Die Mysterienreligionen verbreiteten sich rasch, ebenso jene höhere Entwicklungsform des Schamanismus, die Christian Science. Ein Ansatz zu einer philosophischen Religion begegnet uns in der monistischen Bewegung. Dieses Gemälde erinnert lebhaft an die ersten Jahrhunderte unserer Zeitrechnung, wo Rom seine alten Götter anfing zu ridikülisieren und sich daraus die Notwendigkeit ergab, andere wirksamere Götter zu importieren. Man importierte damals ebenfalls so ziemlich alles, was vorkam, vom niedersten, schmutzigsten Aberglauben bis zu den höchsten Blüten des menschlichen Geistes. Unsere Zeit erinnert in fataler Weise an jene Epoche, wo auch nicht alles wohl stand, und wo ebenfalls das Unbewußte hervorbrach und Uraltes wiederbrachte. Ja, das Chaos der Geister war damals vielleicht noch weniger groß als heute" [104 b, 1918, 548 f.].

Es fällt bei dieser verschlüsselten Selbstdarstellung auf, daß JUNG sich als quasi schicksalmäßig aus dem Zeitgeist heraufgespülte Figur darstellt. In seiner Zeit steht nicht alles wohl, das Unbewußte wird hervorbrechen und einen Seher gebären, der das Gleichgewicht wieder herstellen wird. Eine recht dramatische Darstellung, die, wenn man die Selbstsicherheit berücksichtigt, die sich in ihr spiegelt, nicht einer gewissen Überheblichkeit entbehrt. Denn daß JUNGs Lehre nicht nur ein Resultat schicksalhafter Vorgänge im Kosmos ist, sondern neben anderen auch recht handfeste historische Bezüge zu früheren Lehren aufweist, läßt sich leicht belegen.
Einige wenige Stellen von Autoren, die JUNG gelesen hat, mögen genügen, um zu zeigen, daß der Zeitgeist ihn recht rational – und also nicht unbedingt über die Archetypen und das kollektive Unbewußte – beeinflußt haben könnte. Ich gebe diese Stellen nicht an, um zu beweisen, daß JUNG Theorien „aufgewärmt" habe. Es zeigen sich aber Ähnlichkeiten, die es als leeres Gerede erscheinen lassen, wenn JUNG davon spricht, daß sich gewisse Anschauungen „zwangsmäßig aus dem Unbewußten wie eine Inspiration aufgedrängt" hätten.
In seinen „Beiträgen zur vergleichenden Psychologie" von 1868 schreibt ADOLF BASTIAN:

„Nach welchem Ideengange sich nun der Geist seine Weltanschauung zurechtzulegen pflegt, hängt von dem Rassetypus oder der Umgebung ab, worin er lebt, und finden wir, daß die Bahnen der eingeschlagenen Wege weiter und weiter auseinander führen und führen müssen, je mehr sie sich in der Ungebundenheit des Metaphysischen verirren. In ihren noch an den Boden gefesselten Wurzelgeschossen stehen sich dagegen auch die später fernsten noch ziemlich nahe, und läßt sich eine Identität bestimmter Elementaranschauungen von der Kindheit aller Völker aus verfolgen" [S. 8].

BASTIAN nahm ein Inventar von Elementaranschauungen auf, mit dem Ziel, so etwas wie Kerngedanken aufzuweisen, die sich mit den JUNG'schen Archetypen des kollektiven Unbewußten vergleichen lassen. Er schreibt:

> „Im Denken treten aus unzugänglichen Tiefen die Ideen vor das Bewußtsein hin, in ununterbrochener Reihenfolge aus dem materiellen Substrate hervorwachsend" [l. c., 119]. „Daß wir nicht denken, sondern daß es in uns denkt, ist demjenigen klar, der aufmerksam auf das zu sein gewohnt ist, was in uns vorgeht" bemerkt BASTIAN weiter [l. c., 1].

Recht ähnlich tönt die Stelle, wo JUNG vom „automatischen Getriebe" spricht, das unser Ich-Bewußtsein auf einer Schaubühne tanzen lasse [23, I, 1906, 211].

Wie später bei JUNG, hat die Mythologie auch schon bei BASTIAN große Bedeutung. Mythologische Bilder heißen bei ihm noch Idealbilder: „In der Mythologie der Völker spielt die schaffende Phantasie, Idealbilder dessen projizierend, was in den Tiefen des Gemüts zur Erscheinung drängt" [1868 II, 68]. Die Idealbilder haben also einen gewissen Drangcharakter. Diesen Charakterzug haben sie auch wieder mit den JUNG'schen Archetypen gemeinsam. Auch was JUNG später über die participation mystique der Primitiven sagt, finden wir bereits in ähnlicher Form bei BASTIAN: „Ehe der Riß des Subjektiven und Objektiven eingetreten ist, steht das Volk noch auf dem Zustande der Natur-Religion, die als unmittelbarer Reflex das Seelenleben spiegelt, und so in klaren Bildern objektiv anschauen läßt, was sich auf dem dunklen Grunde subjektiven Ahnens der Beobachtung entziehen würde" [l. c. 69].

Die Menschheit entwickelt sich nun aber aus diesem paradiesischen Zustande fort:

> „Insofern mag, die Menschheit als Ganzes aufgefaßt, von einem Fortschritt geredet werden, da das von einer Generation erworbene Geistes-Kapital durch Vererbung die folgende prädisponiert, akkumulativ darauf weiterzubauen. Hier ist jedoch der psychische Hebel, der als Ansatzpunkt dient, um verändernd auf den Organismus zurückzuwirken, und nach den geistigen Veränderungen, bis zum Verschwinden der Wirkungen, auch das Körperliche zu influenzieren" [l. c. 28].

„Das Freie im Willen ist unsere subjektive Auffassung in psychischer Tätigkeit", sagt BASTIAN [1868, I, 297].

„In Aus- und Abgleichung kreuzen sich die von außen und innen zusammentreffenden Einflüsse in dem Schwerpunkt der damit vorübergehend konstituierten Individualität, die im Hinblick auf ihre letzte Kausalverkettung zwar nur ein scheinbares, in ihrer eigenen Vermittlung aber ein wirkliches Sein setzt. In diesem Hinzutreten zufälliger Faktoren zu dem als notwendiges Naturprodukt entspringenden Gedanken liegt die Quelle des Irrtums, dem Urteile ausgesetzt sind und deren Fehler sich nur in möglichster Abstraktion vermeiden lassen, d.h. in derartig gesammelter Geistesverfassung, daß alle entscheidungsschwangeren Keime zu ungehinderter Entwicklung ihrer präexistierenden Fähigkeiten gelangen und in vollstem Flügelschlage auf breitester Basis fortschwingen können, ohne durch selbstwilliges Eingreifen im Laufe ihrer Entwicklung gestört und entstellt zu werden" [l.c., 122].

Diese „möglichste Abstraktion", die den „entscheidungsschwangeren Keimen" die Entwicklung ihrer „präexistierenden Fähigkeiten" ermöglichen soll – läßt sie sich nicht mit der JUNG'schen Individuation vergleichen?

Die Entfaltung des Selbst, d.h. die Ausentwicklung des im Individuum Angelegten, beschreibt schon BASTIAN als Heilungsprozeß. In den „Beiträgen" schreibt er über die „psychopathischen" Zustände: „Sie fehlen beim Tiere (...) und werden später wieder verschwinden bei solchen Repräsentanten des idealen Kulturmenschen, in denen das in einer klaren Weltanschauung ausgeprägte Selbstbewußtsein einen dominierend beherrschenden Einfluß auf seinen eigenen Organismus rückwirkend ausübt" [S. VIII]. Wie das Zitat weiter oben zeigt, versteht BASTIAN unter der Entwicklung der Weltanschauung so etwas wie einen Individuationsprozeß, der auf den Elementargedanken aufbaut.

Damit sind einige Stellen angeführt, die einen historisch doch recht interessanten Zusammenhang zwischen BASTIAN und JUNG belegen. Ohne alle kleineren Arbeiten mitzuzählen, hat BASTIAN etwa zwanzig Bände veröffentlicht. Trotz dieser Materialfülle sah er aber davon ab, seine Überlegungen in ein System straff einzuordnen. Darin unterscheidet er sich von JUNG. BASTIAN begründet seine Abneigung:

„Systeme sind leicht zusammengesponnen, bei einiger Übung spinnen sie sich von selbst, und obwohl sie Uneingeweihte ebenso überraschen mögen, wie durch körperliche Übung erworbene Jongleurkünste, stehen sie ihrem intrinseken Wert nach auch selten höher, und sind mit gleicher Leichtigkeit für den dabei Interessierten durch geistige Gymnastik erworben" [1868, I, 261].

JUNG hat BASTIAN gelesen und auch in seinen Schriften erwähnt. Auch kannte er vermutlich STEINTHAL, der den Begriff des „Volksgedankens" prägte und über ihn sagte: „Es ist *dieselbe* Sage, welche so durch die Jahrhunderte (oder Jahrtausende) ein periodisches Leben führt, aber immer in einer *neuen* Form erscheint; es ist *derselbe Volksgedanke in immer anderer Gestalt*" [STEINTHAL, H., 1890, 306].

Aus einem Werk DRUMMONDS, das sich in der JUNG-Bibliothek befindet, stammt das folgende Zitat über das „Urbild":

> „Die erste Forderung ist, daß der Geist, als bewußter und mit Wahlvermögen begabter, eine hinlängliche Kenntnis dessen besitze, was er wählen soll. Eine gewisse Offenbarung des Urbildes nämlich ist notwendig für ihn, und da diese nur vom Urbilde ausgehen kann, so müssen wir sie eben bei ihm suchen" [DRUMMOND, H., 1889, 253].

Sicher bedarf es keiner gewaltsamen Interpretation, um dieses Zitat als ein mögliches Motto vor JUNGS ganzes Werk zu stellen. Auch LASSWITZ, der JUNG bekannt war, ist eine interessante Quelle für Studien über den Werdegang von JUNGS Theorien. Über die „transcendentale Person" schreibt LASSWITZ:

> „Der biologische Prozeß des Universums – der auf andern Planeten vermutlich schon stärker vorgeschritten ist als bei uns – besteht nämlich in einer immer weiteren Ausdehnung der Bewußtseinsschwelle, so daß die einzelnen Individuen immer größere Teile ihrer transzendentalen Person sich aneignen." [LASSWITZ, K., 1900, 396].

Daß der Kosmos bei JUNG auch Teil der transzendentalen Person – wie sich LASSWITZ ausdrückt – ist, stelle ich in diesem Kapitel dar.

Es zeigt sich, daß JUNG Autoren gekannt hat, deren Aussagen er sich durch einen höchst rationalen Rezeptionsvorgang anzueignen und weiter zu verwerten vermochte. In diesem Vorgang ist der „Zeitgeist" auch enthalten – aber doch ein wesentlich banalerer Zeitgeist als der von JUNG dargestellte.

Der „Zeitgeist" JUNG'scher Provenienz arrangiert, läßt Ideen wieder auftauchen, wenn die Zeit reif ist, läßt die Verkünder dieser Ideen als Propheten und Seher auftreten. Der „Zeitgeist" wirkt über eine „Zentralstelle", den Regisseur des früher erwähnten „Welttheaters":

> „Es ist, als wenn die Leitung der Lebensgeschäfte an eine unsichtbare Zentralstelle übergegangen wäre. NIETZSCHES Metapher ‚frei in liebevollstem Muß' dürfte nicht ganz unpassend hierfür sein ...

In dieser merkwürdigen Erfahrung erblicke ich eine der Folgeer-scheinungen der Loslösung des Bewußtseins, vermöge welcher das subjektive ‚Ich lebe' zu einem objektiven ‚Es lebt mich' wird" [12, 1929, 70].

Diese Zentralstelle wird auch etwa mit „überpersönliches Unbewußtes" umschrieben. JUNG führt aus:

> „Es lebt in schöpferischen Menschen, es offenbart sich in den Visio-nen des Künstlers, in den Inspirationen des Denkers, im innern Erlebnis des Religiösen. Das überpersönliche Unbewußte ist als allgemein-verbreitete Hirnstruktur ein allgemein verbreiteter ‚all-gegenwärtiger' und ‚allwissender' Geist. ... bedeutet auch der Zusammenhang mit dem überpersönlichen oder *kollektiven* Un-bewußten eine Erweiterung des Menschen über sich selbst hinaus, einen Tod für sein persönliches Wesen und eine Wiedergeburt in einer neuen Sphäre, wie dies wörtlich in gewissen antiken Mysterien dargestellt wurde' [104b, 1918, 469].[11]

Wohl auch in diesen Zusammenhang ist eine andere Stelle zu setzen: „Nun treten das Stoffliche und Dynamische der Erde aus einem Schleier hervor und enthüllen sich als die eigentlichen Mächte ... Sie sind darum *kein Ersatz, sondern die Wirklichkeit,* die einer höheren Bewußtheit entspricht" [32, 1927, 117].
Im Zitat über die „Zentralstelle" hat JUNG bemerkt, das „Ich lebe" werde zu einem „Es lebt mich". Dieses „Es lebt mich" bewirkt, daß alle Phäno-mene in einem tieferen Sinne angeordnet sind: „... denn in allem Chaos ist Kosmos und in aller Unordnung geheime Ordnung, in aller Willkür stetiges Gesetz ..." [107, 1954/1934, 43].
Die Vermittler dieses Gesetzes sind die „Bilder":

> „Nie gebrach es der Menschheit an kräftigen Bildern, welche magischen Schutz verliehen gegen das unheimlich Lebendige der Seelentiefe. Immer waren die Gestalten des Unbewußten durch schützende und heilende Bilder ausgedrückt und damit hinaus-gewiesen in den kosmischen, außerseelischen Raum" [l.c., 16].

---

[11] Ähnlich formuliert PANNWITZ: „Die Gemeinschaftsseele ist auch eine Mitte zwischen der Einzelseele und der Allseele. Es bleibt zu untersuchen, ob oder wie weit eine Allseele anzunehmen ist" [PANNWITZ, R., 1961, 211].
Auf die Untersuchung darf man gespannt sein. Beträchtliche Schwierigkeiten lassen sich jedenfalls jetzt schon absehen, denn das Wesen der noch zu untersuchenden Allseele scheint doch recht nebulos zu sein: „Die Allseele ist Seele des Kosmos, entweder Selbstschöpfung oder Schöpfung eines Gottes" [l.c., 212].

GEBSER schrieb 1943:

„Der Schritt also, den JUNG als Wissenschaftler nicht wagen durfte und konnte ... ist jener Schritt, der ... das kollektive Unbewußte als den seelischen, damit raumzeitlosen, damit aber auch kosmischen ‚Seinsgrund‘ ... auffassen würde. Damit wäre gegeben, daß die Archetypen nicht bloß einzelne seelisch bildhafte Verdichtungen der Urerfahrungen der Menschheit wären, sondern facettenhafte Sichtbarwerdung, innerhalb der drei- oder vierdimensionalen Natur, eben dieses ‚Seinsgrundes‘ " [GEBSER, J., 1943, 166].

Obschon er nicht „durfte“ und „konnte“, hat JUNG den Schritt getan. Wenn er sich auch einer recht verschwommenen Sprache bedient – die Bilder sind „hinausgewiesen in den kosmischen Raum“ – so wird er doch andernorts deutlicher. So sagt er etwa, im kollektiven Unbewußten

„... bin ich in der unmittelbarsten Weltverbundenheit dermaßen angeschlossen, daß ich nur allzuleicht vergesse, wer ich in Wirklichkeit bin. ‚In sich selbst verloren‘ ist ein gutes Wort, um diesen Zustand zu kennzeichnen. Dieses Selbst aber ist die Welt“ [107, 1954/1934, 28 f.].

TRÜB weist auf die paradoxen Folgen dieser Annahme hin. Durch die „unmittelbare Weltverbundenheit“, die das kollektive Unbewußte *unter Umgehung* der faktischen Weltverbundenheit im Begegnenden bewirken soll, wird ein „introversiver Rückzug aus der Weltbegegnung“ eingeleitet. TRÜB schreibt: „Indem er“ – der Mensch – „sich auf diesem introversiven Weg zu einem eigenständigen psychischen Kosmos ausbildet, wird er gleichsam zum mikrokosmischen Gegenspieler des Makrokosmos der Welt“ [TRÜB, H., 1962², 24, 32].
TRÜB räumt dem Selbst immerhin die Rolle eines Gegenspielers ein. Treffender scheint mir der Einwand von HOFSTÄTTER, der fragt: „Ist er und ist das ‚Selbst‘ wirklich noch eine individuelle Form oder unterscheiden sich Menschen letzten Endes nur bezüglich der Wege, die sie zum Ziel der Ununterscheidbarkeit zurücklegen?“ [HOFSTÄTTER, P.-R., 1960, 570]. Denn da die Welt sich immer gleich bleibt, müssen alle „Selbste“ – die ja die Welt sind – schließlich gleich werden. Von der Welt gibt es unter anderen den Kontakt über den „natural mind“ zum Selbst. „Natural mind ist Geist, welcher der Natur entstammt und nichts mit Büchern zu tun hat. Er entspringt der Natur des Menschen wie ein Quell der Erde und spricht die eigentümliche Weisheit der Natur aus“ [49, 1962/1940, 56 Anm.]. Dieser Geist der Natur spricht sich in den Arche-

typen aus, und auch die Mandalas sind in diesem Zusammenhang zu sehen; JUNG bezeichnete sie als „psychokosmisches System" [12, 1929, 31].

Der Geist der Natur ist weise. An anderer Stelle hat Jung festgehalten, aus den Träumen spreche die Natur, der keinerlei Täuschungsabsicht innewohne. Jedes Bild aus dem Unbewußten berge bereits den Keim zur Gesundung. Ähnlich formuliert JACOBI: „Was dem kollektiven Unbewußten entstammt, ist niemals krankes Material" [JACOBI, J., 1957, 30].

Sagen läßt sich das zwar leicht. Konsequent durchdacht führt es aber dazu, daß man eben auch einen „Archetypus Wotan" als gesund bezeichnen müßte – die Existenz eines solchen Archetypus einmal vorausgesetzt. Alle kollektiv unbewußten Erscheinungen wären also zum vornherein mit einem Freipaß ausgestattet. Was sich als „kollektiv unbewußt" etikettieren läßt, ist jenseits von Gut und Böse.

Daß aus dem kollektiven Unbewußten niemals Krankes kommen kann, ließe sich nur dadurch begründen, daß nicht sein könne, was nicht sein dürfe. Denn wie ließe sich jener naive Glaube an „Zeitgeist", „natural mind" und Archetypen noch aufrechthalten, wenn einmal zugegeben werden müßte, daß Mutter Natur gar nicht so weise regiert?

Wie das Unbewußte über verschiedene Bindeglieder mit dem Kosmos in Verbindung steht, so auch das Bewußte. JUNG schreibt:

„Wenn man darüber nachdenkt, was das Bewußtsein eigentlich sei, so ist man tief beeindruckt von der wunderbaren Tatsache, daß von einer Begebenheit, die im Kosmos stattfindet, zugleich innerlich ein Bild erzeugt wird, daß sie sozusagen innerlich ebenfalls stattfindet, das heißt eben: bewußt wird" [8 a, 1962/1934, 411].

Der kosmische Bezug von Unbewußtem bzw. Bewußtem spricht sich darin aus, daß der Geist der Natur – oder wie immer die Benennungen lauten mögen – sich durch Bilder in uns zum Worte meldet. Die Aufgabe des Menschen ist es, diese Bilder zu verstehen und dem Geist der Natur durch die Selbstwerdung (Individuation) entgegenzukommen. Die Selbstwerdung bedeutet ja nach JUNG einen „Prozeß, welcher ein psychologisches ‚Individuum', d. h. eine gesonderte, unteilbare Einheit, ein Ganzes erzeugt" [9, 1939, 257]. Dieses Ganze begreift aber „unendlich viel mehr in sich als bloß ein Ich, wie die Symbolik seit alters beweist: es ist ebenso der oder die anderen wie das Ich. Individuation schließt die Welt nicht aus, sondern ein" [20, 1967/1946, 258].

Von der Natur gehen Wirkungen aus, die wir in Form von Bildern erkennen können, denen wir nachleben müssen, um uns selbst zu verwirklichen. Ohne nun im speziellen auf diese Bilder einzugehen, wollen wir doch die Archetypentheorie in dieser allgemeinen Form schon einmal kurz darstellen. Wie erwähnt, spricht JUNG vom „Welttheater", von einem „automatischen Getriebe", einer „Zentralstelle" und einem „Geist der Natur". Der Mensch und seine Psyche sind gewissermaßen ein Erfolgs-organ dieser höheren oder tieferen Instanz und können lediglich deren Willen gut oder schlecht verwirklichen. Die Möglichkeit der Störung der Absichten der Natur erwachsen dem Menschen durch sein Bewußtsein. Jedes Ankämpfen gegen Absichten der Natur ist nach JUNG schlecht – auch wenn diese von einem moralischen Standpunkt aus verwerflich sein sollten. So kann denn JUNG von der Psyche ganz allgemein behaupten: „Die Psyche ist ein Störer des naturgesetzlichen Kosmos, und sollte es einmal gelingen, dem Mond mittels Atomspaltung etwas anzutun, so wird dies die Psyche zuwege gebracht haben" [20, 1967/1946, 248].

Man könnte nun gegen meine bisherige Darstellung des JUNG'schen Weltbildes etwa einwenden, daß ich vorwiegend aus älteren Werken zi-tiere und daß der Arzt und Empiriker JUNG selbstverständlich kritisch genug gewesen sei, den psychophysischen Parallelismus in seinem Spät-werk zu revidieren.

Nun zeigt aber gerade der alte JUNG *noch* extremere Anschauungen, die den Parallelismus *noch* deutlicher betonen. Speziell seine Synchroni-zitätstheorie veranschaulicht dies. Die Synchronizitätstheorie stellt nicht etwa einen Bruch in JUNGS System dar, sondern fügt sich nahtlos an seine älteren Theorien. Nach seinen eigenen Aussagen [98, 1967/1952, 496] hat ihn die Synchronizität bereits 1916 beschäftigt.

Unter Synchronizität versteht JUNG eine „... zeitliche Koinzidenz zweier oder mehrerer nicht kausal aufeinander bezogener Ereignisse, welche von gleichem oder ähnlichem Sinngehalt sind" [l. c., 500]. Die Synchronizität setzt einen „apriorischen Sinn" voraus [98, 1967, 559] und ist nicht nur eine psychophysische Erscheinung, sondern kann sich auch ohne Beteiligung der menschlichen Psyche ereignen [l. c.]. Die Psyche wurde ja von JUNG als „Störer" bezeichnet und so scheint es nur folge-richtig, daß die Synchronizität als kosmisches Phänomen nicht von diesem abhängig sein darf.

In der Praxis wäre ein synchronistisches Phänomen etwa so zu beschrei-ben: JUNG ist davon überzeugt, daß es für jeden Menschen so etwas wie einen „Lebensplan" gibt, der apriori festliegt [121, 1967/1945, 329]. Dieser Lebensplan nun wird dem Menschen vor allem durch Inhalte und Bilder des Unbewußten vermittelt. Wird ein solches Bild (ein Archetyp z. B.) nicht erkannt, und wird seiner Aufforderung deshalb nicht nach-gelebt, so entstehen z. B. klinische Symptome – als synchronistische Randphänomene. Wenn der psychische Inhalt schließlich doch bewußt wird, „verschwinden dessen synchronistische Randphänomene" wieder [20, 1967/1946, 264]. Die Synchronizität soll demnach imstande sein, den Forderungen der Natur Nachdruck zu verschaffen, indem sie eben klinische Symptome auf den Plan ruft, wenn die Forderungen nicht beachtet werden.

In seiner tiefsten Bedeutung ist jedes synchronistische Phänomen für JUNG kosmologisch. Er fragt sich, „. . . ob nicht die Koordination der psychischen und der physischen Vorgänge im Lebewesen als ein synchronistisches Phänomen statt einer kausalen Reaktion zu verstehen wäre" [98, 1967/1952, 562]. Die Synchronizität wird einem „absoluten Wissen" gleichgestellt: „Die Tatsache des ‚absoluten Wissens‘, der durch keine Sinnesorgane vermittelten Kenntnis, welche das synchronistische Phänomen kennzeichnet, unterstützt die Annahme bzw. drückt die Existenz eines an sich bestehenden Sinnes aus" [l. c. 563].

Dieses absolute Wissen muß wieder in Zusammenhang stehen mit jenem Zentralorgan, von dem JUNG spricht – es hat eine kosmische Bedeutung und ist nicht vom Menschen abhängig. Wird das Wesen der Synchronizität richtig verstanden, so strebt der Mensch danach, den „an sich bestehenden Sinn" seiner Existenz, den das „absolute Wissen" festgelegt hat, zu verwirklichen, vom „Ich" zum „Selbst" zu werden und damit die „Welt" oder den Kosmos in sich aufzunehmen. Die menschliche Seele ist dabei nicht mehr wichtig, es kommt nur darauf an, daß sie dem „absoluten Wissen" nachlebt. Die Seele und damit das menschliche Verhalten sind nur noch Epiphänomene, wichtig ist lediglich, daß der Mensch die kosmischen Postulate erfüllt, indem er zum „Selbst" wird. Diesem „Selbst" ist JUNG sogar geneigt, „die Qualität der Unsterblichkeit" zuzubilligen, [30, 1963/1932, 211] was nur folgerichtig scheint, da es ja nicht mehr persönlich ist, sondern gewissermaßen kosmisch.

JUNG sagt auch etwa: „Die Idee von der Unsterblichkeit der Seele, so unerhört sie auch klingen mag, ist der primitiven Empirie nichts Außerordentliches" [15, 1967/1931, 396]. Eigenartig ist hier die unscharfe Ausdrucksweise. Eine Idee ist einer bestimmten Empirie nichts Außerordentliches. Wieso die Empirie „primitiv" ist, ist nicht ganz klar. Vielleicht will JUNG dadurch ausdrücken, daß schon ein unentwickeltes Stadium des Geistes ausreiche, um empirisch die Unsterblichkeit feststellen zu können – was sich natürlich nur bestätigend auswirken kann, wenn sogar ein Wissenschaftler auf ähnliche Gedanken kommt.

Obschon JUNG von der Unsterblichkeit spricht, sieht er sich doch bemüßigt, festzuhalten: „Es handelt sich bei der Synchronizität nicht um eine philosophische Ansicht, sondern um einen empirischen Begriff, der

ein der Erkenntnis notwendiges Prinzip postuliert. Das ist weder Materialismus noch Metaphysik" [98, 1967/1952, 569].
Hier wird schlagartig klar, was es mit JUNGS Empirie auf sich hat. Weil seine Erkenntnis notwendigerweise auf die Postulierung irgendeines Prinzips angewiesen ist, nennt er dieses einen „empirischen Begriff".

Wenn also zur Erklärung irgendwelcher Ereignisse in unserer Welt eine Hypothese über die Synchronizität gebildet wird, ist diese Hypothese nicht Spekulation, da sie von einem „empirischen Begriff" handelt, will sagen: sich in irgendeiner Form mit der nun freilich empirisch nicht anzweifelbaren Welt befaßt. Treibt man diese Überzeugung auf die Spitze, könnte man sagen: jede Spekulation, die zum Ziel hat, Aussagen über einen empirischen Gegenstand zu machen, ist empirisch.

Letztlich zeigt sich, daß JUNG offenbar zwischen Spekulationen und phänomenal aufweisbaren Tatsachen keinen Unterschied sah, auch wenn er wiederholt anderslautende Äußerungen gemacht hat. Er hat sich auf den phänomenologischen Standpunkt berufen, andererseits aber, scheinbar ohne es zu merken, die Phänomenologie völlig unberücksichtigt gelassen. Wie BOSS bemerkt hat, ist JUNG in der Explikation seiner Theorien nicht weiter, als bis zur „Absicht, phänomenologisch vorgehen zu wollen", gelangt [1957, 36].
Es besteht kein Anlaß zur Annahme, JUNG habe die Werke EDMUND HUSSERLS gekannt. Es besteht auch keine Berechtigung, die beiden Männer miteinander zu vergleichen – trotzdem ist es interessant, daß beide zu einer Art Ideenlehre gelangen. HUSSERL schreibt, daß das, was in der „faktisch subjektiven Erfahrung" als extendiertes „Materielles" genommen werde, im Wandel der Anschauungen ein „Mathematisches als Ideal in sich" trage, „ein Ideal, hinsichtlich dessen das Empirische Approximation ist" [IX, 17]. Auch JUNG spricht von einem Mathematischen hinter der Realität: „Alles Bewußte gehört zur Erscheinungswelt, welche, wie uns die moderne Physik belehrt, nicht jene Erklärung liefert, wie sie die objektive Realität erfordert. Letztere verlangt eine mathematische Schablone, die auf unsichtbaren und unanschaulichen Faktoren beruht" [20, 1967, 244].
Ganz klar wird bei JUNG nie, wie er nun die Verhältnisse zwischen „objektiver Realität", „mathematischer Schablone" und den „unsichtbaren und unanschaulichen Faktoren" sieht. Ob er zu einer Ideenlehre hintendiert, ist nicht eindeutig auszumachen. Jedenfalls hat er über die „Ideen" recht Widersprüchliches geäußert. So schreibt er, daß die Archetypen „meines Erachtens die empirische Basis der Platonischen Ideenlehre darstellen ..." [106, 1936, 264]. Hier hätten die Ideen den Charakter von Abstraktionen. Er schreibt dann aber auch wieder, daß die

Archetypen „aktive, d. h. lebendige Bereitschaften, Formen, eben Ideen im platonischen Sinn" seien [122, 1954, 95]. Die gleichen platonischen Ideen haben hier wieder eine ganz andere Bedeutung, sie sind nicht mehr Abstraktionen aus den Archetypen, sondern diese Archetypen selbst.

Es zeigt sich, daß JUNGS Selbstcharakterisierung als Empiriker und Phänomenologe recht fragwürdig ist. Wie könnte er als Phänomenologe von einer „unsichtbaren Wesenheit der Welt" sprechen [12, 1929, 13]?

Aber auch die Betrachtung von JUNGS Äußerungen zur Metaphysik scheint meine Zweifel zu bestätigen. „Metaphysische Behauptungen sind *Aussagen der Seele*, und darum sind sie psychologisch" [83, 1963/ 1952, 552]. JUNG hat zwar das Wörtchen „wahr" sehr geschickt vermieden und sich mit „psychologisch" begnügt, man merkt aber doch den Pferdefuß. Gegen die zitierte Stelle hat denn MARTIN BUBER auch eingewendet:

> „Da aber alle Aussagen schlechthin, wenn sie nicht nach Sinn und Absicht auf ihren Gehalt hin, sondern auf den Prozeß ihrer seelischen Entstehung hin betrachtet werden, als ‚Aussagen der Seele' zu bezeichnen sind, werden, wenn mit jenem Satz Ernst gemacht wird, die Grenzen der Psychologie aufgehoben, dieselben Grenzen, von denen JUNG anderswo [Psychol. und Alchem., 1944, 28] wieder sagt, die Psychologie müsse sich davor hüten, sie ‚durch metaphysische Behauptungen oder sonstige Glaubensbekenntnisse zu überschreiten'. Im äußersten Widerspruch dazu wird hier die Psychologie die einzig zulässige Methapysik; zugleich soll sie aber empirische Wissenschaft bleiben; beides zusammen ist aber unmöglich" [BUBER, M., 1952, 113].

Wie sehr JUNG seine früher formulierten Grenzen überschritten hat, zeigt die folgende Stelle:

> „Die Seele ist es, die aus eingeborener göttlicher Schöpferkraft die metaphysische Aussage macht, sie ‚setzt' die Distinktionen der metaphysischen Wesenheiten. Sie ist nicht nur die Bedingung des metaphysisch Realen, sondern sie ist es selbst" [83, 1963/1935, 552f.].

JUNG, der sich Phänomenologe nannte, muß sich von BUBER, der als Religionsphilosoph keine phänomenologischen Ambitionen verkündet hat, sagen lassen:

> „Wenn diese Seele aber Aussagen macht, seien es auch metaphysische, so kann sie das rechtmäßig je und je nicht aus irgendeiner Schöpferkraft tun, sondern nur aus dem verbindlichen Realverhältnis zu einer von ihr auszusprechenden Wahrheit, deren Einsicht

ihr aus dem, was ihr widerfahren und was ihr zu erfahren gegeben worden ist, denkerisch erwuchs; was darüber ist, ist keine Aussage, sondern schlechte Dichtung oder fragwürdige Kombination. Die reale Einzelseele kann niemals als ‚das metaphysisch Reale' angesehen werden, denn ihr wesentliches Leben, ob sie das wahrhaben will oder nicht, besteht aus realen Begegnungen mit anderen Realitäten ..." [BUBER, M., 1952, 113 f.].

BUBER wendet sich nicht gegen die Möglichkeit von spekulativen Aussagen schlechthin, sondern er hat den Empiriker und Phänomenologen JUNG vor Augen, der ja schließlich als Psychologe nicht nur spekulieren kann, sondern auch den existierenden, einzelnen Menschen im Auge behalten sollte. So sagt BUBER denn auch, ,,was, von einem Erzeugnis philosophischer Reflexion wie Fichtes Ich ausgesagt", seinen Platz innerhalb des metaphysischen Denkens habe, könne ,,auf einen solchen keinen Anspruch machen, wenn es auf eine konkrete Einzelseele oder genauer, auf das Seelische an einer existenten menschlichen Person" angewendet werde [l. c.].

Wie berechtigt BUBERs Einwand ist, zeigt uns eine Stelle, wo JUNG den ,,psychologischen Standpunkt" umreißt. Er geht davon aus, daß die Seele das metaphysisch Reale selbst sei. Ihre Aussagen – als seelische – sind dadurch ebenfalls metaphysisch real.

,,Nehmen wir diesen Standpunkt ernst, so ergeben sich eigentümliche Folgerungen, indem dann nämlich die Gültigkeit seelischer Tatsachen weder der Erkenntniskritik noch der naturwissenschaftlichen Erfahrung unterstellt werden kann. Die einzige Frage wird sein: ist ein Bewußtseinsinhalt vorhanden oder nicht? Ist er vorhanden, so ist er in sich selbst gültig. Die Naturwissenschaft kann nur angerufen werden, falls der Inhalt beansprucht, eine Aussage zu sein über ein Ding, das in der äußeren Erfahrung angetroffen werden kann; die Erkenntniskritik nur dann, wenn ein Unerkennbares als ein Erkennbares gesetzt wird" [22, 1967/1926, 372].

JUNG fährt dann fort:

,,... Gott ist eine seelische Tatsache von unmittelbarer Erfahrbarkeit ... Solange die Gotteserfahrung nicht den Anspruch auf Allgemeingültigkeit oder auf ein absolutes Sein Gottes erhebt, ist jede Kritik unmöglich, denn ein irrationales Faktum wie zum Beispiel die Tatsache, daß es Elefanten gibt, kann nicht kritisiert werden."

Wie erinnerlich, hat sich JUNG unter anderem auch auf den phänomenologischen Standpunkt berufen. Wie es einem Phänomenologen möglich ist, die Erfahrbarkeit Gottes auf eine Stufe zu stellen mit der Erfahrbarkeit des „irrationalen Faktums", daß es Elefanten gibt, ist schlechterdings nicht mehr verständlich.

Wenn man JUNG bei seinen eigenen Worten nimmt, ist allerdings Kritik an seiner Gotteserfahrung möglich, denn diese erhebt den Anspruch, etwas über das absolute Sein Gottes aussagen zu können. In seinen „Erinnerungen" schreibt JUNG: „Gott läßt sich in Seiner Erprobung des menschlichen Mutes nicht beeinflussen. ... Wenn man den Willen Gottes erfüllt, kann man sicher sein, den richtigen Weg zu gehen" [49, 1962, 46]. Dies ist nicht die einzige Stelle, wo er über Gott konkrete Aussagen macht. Auch 84, 1921, 340 beschreibt er ihn. Auf diese Stelle bezieht sich BUBER, wenn er schreibt:

> „Entgegen seiner Erklärung, jegliche Aussage über das Transzendente vermeiden zu wollen, identifiziert JUNG sich mit der Ansicht, ‚nach der Gott nicht ‚absolut‘, d. h. losgelöst vom menschlichen Subjekt und jenseits aller menschlichen Bedingungen existiert‘. Wohlgemerkt, die Möglichkeit wird nicht freigelassen, daß Gott ... sowohl losgelöst vom menschlichen Subjekt als in Verbindung mit ihm existiert, sondern es wird erklärt, er existiere *nicht* losgelöst von ihm. Das ist wohl eine Aussage über das Transzendentale, über das, was es nicht ist, und eben damit über das, was es ist. JUNGS Äußerungen über die ‚Relativität‘ des Göttlichen sind nicht psychologische, sondern metaphysische Aussagen, wie nachdrücklich er auch seine ‚Begnügung mit dem psychischen Erfahrbaren und Ablehnung des Metaphysischen‘ betont" [BUBER, M., 1952, 112. Das letzte Zitat im Zitat bezieht sich auf 12, 1921, 73].

Es erstaunt, daß JUNG als „Empiriker" sich immer wieder zu Äußerungen über Gott hinreißen ließ. Auch in seinem letzten Werk, den „Erinnerungen" kommt er nicht ohne solche Äußerungen aus. Er bezeichnet etwa die Pflanzen und Kristalle als „Gottesgedanken" [49, 1962, 107]. Bei einem Dichter würde man solche Aussagen als schöne Gleichnisse bezeichnen. Macht sie aber ein „Naturwissenschaftler", der sich ausdrücklich dagegen verwahrt, Metaphysiker genannt zu werden, ist diese tolerante Einstellung nicht mehr möglich. Hier überschreitet JUNG eindeutig die von ihm selbst proklamierten Grenzen.

3. Kolumbus, Jung und Galilei

JUNG hält fest: „Die Welt ist auch, *wie wir sie sehen*, und nicht nur schlechthin objektiv ... " [22, 1968, 203], gibt also immerhin der Möglichkeit Raum, daß dem Sein außer uns so etwas wie Objektivität oder Realität zukommen könnte. Aber das „Sehen" scheint doch sehr wichtig zu sein, ihm fällt eine besondere Aufgabe zu, wie bereits im letzten Kapitel erwähnt. „Alles Neue des menschlichen Geistes geht aus der Spekulation hervor" [22, 1968, 214] – zum Eingeständnis, daß er spekulativ vorgehe, kann sich aber JUNG dennoch nicht durchringen. Seine Theorien beziehen sich angeblich auf die Empirie (die er auch als „kleine Gnosis" bezeichnet)[12].

---

[12] Dazu schreibt HERWIG:

„Er übernimmt die gängige Meinung der Zeit, die – gewöhnt, spekulatives Denken mit Philosophie zu verwechseln, da sich die Spekulanten den Ruf des Philosophen zugelegt haben – zwischen Empirie und Philosophie unterscheidet. Daß ein echter Philosoph immer Empiriker und ein echter Empiriker auch ein Philosoph ist, d. h. daß beide gleichermaßen der Wahrheit verpflichtet sind, ist ihm nicht bewußt.

,Als Empiriker', fährt JUNG fort, ,habe ich wenigstens etwas geleistet. Man wird einem guten Schuhmacher, der sich für einen solchen hält, doch nicht auf den Grabstein schreiben, er sei ein schlechter Hutmacher gewesen, weil er einen untauglichen Hut gemacht hat'. Der positive Nachruf muß ihm dennoch streitig gemacht werden. Er war weder ein guter Empiriker noch ein guter Philosoph, wenn man – wie wir das hier tun – die Qualität eines Philosophen und eines Empirikers nach dem Grade seiner Liebe zur Wahrheit bemißt. Denn das Stehenbleiben bei einer vermeintlichen ,Wahrheit', in deren Dienst die Wissenschaft als ausführendes Dienstpersonal tritt, ist weder Philosophie noch Empirie, sondern Ideologie." [HERWIG, H. J., 1969, 79].

Vor allem sieht HERWIG JUNG deshalb als gescheitert an, weil er seine eigenen Hypostasierungen nicht durchschaut hat:

„Die Gefahr der Hypostasierung begrifflicher Abstraktionen ist mit der Anwendung naturwissenschaftlicher Modellvorstellungen auf menschliche Bewußtseinsprozesse mitgegeben. Das Prinzip der Naturwissenschaft, gegenstandsförmliche Modelle der Realität zu entwerfen, die von höchstmöglicher operativer Effektivität sind, hat seine Berechtigung innerhalb der als gegenständlich erfahrenen Realität. Die menschliche Psyche jedoch ist zwar Realität, aber nicht ,gegenständliche' Realität. Wo sich daher der Psychoanalytiker – wie im Falle JUNGs – nicht mehr bewußt ist, daß ,Psyche' nur ein Topos für das Sensorium menschlicher Partizipationserfahrungen ist, erliegt er der Versuchung, seine dennoch gegenstandsförmlichen Modelle und Begriffe für Aussagen über gegenständliche Realität zu halten." [l. c.]

Nach HERWIG ist JUNG kein Philosoph – was sicher richtig ist, wenn man die HERWIG'sche Ansicht vom Wesen des echten Philosophen teilt. Man kann den Begriff des Philosophen weiter fassen und auch ausgesprochen spekulatives Vorgehen noch als Art des Philosophierens billigen – wozu wir schon rein historisch fast gezwungen sind. Aber das spielt im Falle JUNGs eigentlich keine Rolle, da er ja Empiriker sein will und nicht sieht, daß er sich durch die Berufung auf eine Empirie, die ihm niemand abnimmt, zugleich verunmöglicht, daß man ihm den Platz eines spekulativen Philosophen einräumen kann.

Das Scheitern JUNGs sei bedauerlich, meint HERWIG, „umso bedauerlicher, als JUNG den FREUD'schen Erfahrungsbegriff zu sprengen, d. h. das Problem nicht-gegenständlicher Erfahrungsrealität zu erhellen versucht. Da er sich jedoch weigert ,Philosoph' zu sein, d. h. auf die existentiellen Bedingungen menschlicher Bewußtseinsprozesse zu rekurrieren, gelangt er keineswegs über FREUD hinaus" [S. 80]. (fortges.)

Was seine wissenschaftliche Methodik betrifft, gibt sich Jung jovial – als Philosoph sei er leicht zu schlagen und die Kritik der „Psychologen am grünen Tisch" [119, 1969/1913, 166] nimmt er ohnehin nicht sehr ernst. Dagegen vergleicht er sich mit Kolumbus und Galilei: „Man hat auch dem Fernrohr des Galilei keinen Glauben geschenkt, und Kolumbus hat mit einer falschen Hypothese Amerika entdeckt" [119, 1969/1913, 126]. Jung fährt fort, „die Einwände gegen die Methode müssen so lange als Ausflüchte betrachtet werden, bis die Opposition endlich auf das Tatsachengebiet kommt" [l. c.].

Da entsteht nun eine schwierige Situation. Jung hat einen recht weiten Begriff von „Tatsachen". Was die Seele produziert, ist metaphysisch real. Mithin ist jede Vorstellung, wenn sie einmal da ist, „in sich gültig", „Tatsache". Eine Archetypenspekulation ist eo ipso ein Garant für die „metaphysische Realität" der Archetypen.

Daß seine Tatsachen nur Tatsachen in bezug auf seine eigenen Prämissen sind, hat er offenbar nicht eingesehen. So wird auch erklärlich, daß er auf die Kritik nicht eingehen kann, solange sie nicht diese Prämissen akzeptiert und von den Archetypen als von Tatsachen spricht. An der Basis seines Systems duldet Jung keine Kritik und zeigt sich nicht nur intolerant, sondern auch verständnislos.

Daß er sich direkt mit Kolumbus und Galilei vergleicht, zeigt wieder, wie sehr er sich selbst verkennt. Kolumbus und Galilei haben wirkliche Entdeckungen gemacht. Galilei wurde zwar von der katholischen Kirche angegriffen, an der Tatsache der vier Jupitermonde ändert das aber nichts. Wenn Jung sich diesen Naturwissenschaftlern an die Seite stellt, müßte er nachweisen, welche Erkenntnisse er denn gemacht hat, die zweifelsfrei sind.

Fortsetzung von Seite 51

Was die Einschränkung von Jungs Bedeutung gegenüber Freud anbelangt, wird man Herwig beipflichten können. Ob der Freud'sche Erfahrungsbegriff hinlänglich scharf erfaßt worden ist, ist dagegen fraglich. Wenn man von Freuds Gedanken die ausdrücklich als spekulativ deklarierte Metapsychologie abspaltet, bleibt eine Art von verstehender Psychologie übrig. Im Freud'schen Bemühen um das Verständnis eines Symptoms – und in der Regel steht bei Freud das Einordnen in einen verstehbaren Geschehens- und Erlebniszusammenhang *vor* der Rückführung auf metapsychologische Modellvorstellungen – darf man wohl einen Versuch sehen, „nicht-gegenständliche Erfahrungsrealität" zu fassen.

Daß bei Freud – neben allem spekulativ-modellhaften Denken, das er aber immerhin als solches deklariert hat – gerade das existenzielle Moment mit im Vordergrund steht, geht schon daraus hervor, daß er für die Verständlichmachung einer bestimmten Einstellung eines Patienten nicht lediglich kausal wirkende Fakten berücksichtigt (bewußte Einstellung etc.), sondern eben auch auf Unbewußtes eingeht – aber nicht lediglich im hypothetischen Sinne Jungs, sondern in der Erschließung des Un- oder Vorbewußten über die individuellen Assoziationen, die einen ganz persönlichen Kontext für das Verstehen herstellen und somit der existenziellen Vereinzelung gerecht werden.

Würde er sich selbst als Geisteswissenschaftler verstehen, so wäre ihm zuzubilligen, daß er einen im streng naturwissenschaftlichen Sinn zwingenden Beweis für seine Neuentdeckungen vielleicht gar nicht erbringen kann. Man könnte ihm eventuell sogar zubilligen, daß seine Hypothesen falsch sein könnten, und er trotzdem eine große Entdeckung gemacht hat. Es müßte sich dann aber doch zeigen lassen, daß seine „Entdeckung" nicht lediglich das Resultat systematischer Spekulationen ist, sondern wirklich irgendwo eine „Sache" trifft. Es zeigt sich aber, daß diese „Sache" bei JUNG Erlebnischarakter hat und jeder Form von Täuschung zugänglich ist. Wenn JUNG eine bestimmte Erlebnisweise als „archetypische" deutet, ist damit nicht gesagt, daß es „Archetypisches" auch gibt. Aussagen der Seele müssen nicht im mindesten die Wirklichkeit treffen, was uns etwa schizophrene Wahnbildungen aufs trefflichste beweisen. GALILEI hat die Jupitermonde entdeckt und auch verschiedene Theorien entworfen, die sich verifizieren ließen. Die Theorien lieferte auch JUNG – nur scheinen bislang seine Jupitermonde noch auszustehen.

4. Jungs Ganzheitstheorie

Ziel des gesunden wie des kranken Menschen ist nach JUNG die Individuation, die Selbstverwirklichung, worunter er im weitesten Sinne die Hereinnahme der „Welt" in das „Ich" versteht. Diesen Individuationsprozeß bezeichnet er auch als „Ganzwerdung" [95a, 1963/1939, 602]. „In dieser Durchbildung der Persönlichkeit zur Ganzheit liegt wohl das Ziel einer Psychotherapie, welche den Anspruch erhebt, nicht bloße Symptomkur zu sein" [9, 1939, 270]. Die Ganzwerdung wird wiederum als „transzendente Funktion" bezeichnet. *„Der Sinn und das Ziel des Prozesses sind die Verwirklichung der ursprünglich im embryonalen Keim angelegten Persönlichkeit* mit allen ihren Aspekten. Es ist die Herstellung und Entfaltung der ursprünglichen, potentiellen *Ganzheit*" [112, 1964, 120].

Wie der Einzelne mit dem Kosmos zusammenhängt, haben vor allem die Erörterungen über die Synchronizität gezeigt. Kosmologische Momente sprechen auch bei der Entfaltung der Ganzheit eine Rolle:

„Wenn das Tun des Einzelnen zugleich auch kosmisches Geschehen ist, so verbindet sich die Ergriffenheit des Körpers (die Innervation) mit der Ergriffenheit des Geistes (die allgemeine Idee) und daraus entsteht eine lebendige Ganzheit, welche keine noch so wissenschaftliche Technik jemals erzeugen kann" [126, 1963/1936, 575].

JUNG hat eine Schichtstruktur der Psyche postuliert. Zuoberst stehen das Bewußte und das persönliche Unbewußte, unter denen sich das kollektive Unbewußte ausdehnt, das letztlich in der „Welt" verankert ist. Dieser Welt spricht JUNG dann ein „universales Bewußtsein" zu, das identisch sei mit Unbewußtheit [9, 1939, 269].

> „Die tieferen ‚Schichten' der Psyche verlieren mit zunehmender Tiefe und Dunkelheit die individuelle Einzigartigkeit. Sie werden ‚nach unten', d. h. mit Annäherung der autonomen Funktionssysteme zunehmend kollektiver, um in der Stofflichkeit des Körpers, nämlich in den chemischen Körpern, universal zu werden und zugleich zu erlöschen. Der Kohlestoff des Körpers ist überhaupt Kohlestoff. ‚Zuunterst' ist daher Psyche überhaupt ‚Welt'" [14, 1941, 136].

Ähnlich äußerte er sich über die Archetypen: „Ihr Wesen offenbart sich nicht bloß im Persönlichen oder in Instinkten oder im Sozialen, sondern im Phänomen der Welt überhaupt, d. h. wenn wir ‚Seele' verstehen wollen, so müssen wir die Welt einbeziehen" [106, 1936, 261]. Der Weltgehalt der Seele determiniert diese so stark, daß JUNG sagen kann: „Es müßte theoretisch sogar möglich sein, nicht nur die Psychologie des Wurmes, sondern auch die der Einzelzelle aus dem kollektiven Unbewußten herauszuschälen" [32, 1927, 98].
Diese Idee ist zweifellos faszinierend, und bei einem Philosophen würde man sie vermutlich genial nennen. Ob sie allerdings jemand äußern darf, der sich als Empiriker und Psychologe versteht, sei dahingestellt. Auch wenn man die Sehnsucht kennt, die Welt auf einen Schlag mit einer Spekulation zu „erklären", wird man JUNG einen Vorwurf zurückreichen müssen, den er anderen zudachte: „... und darum ist jeder Unsinn, sobald er nur Psychisches in Physisches zu verwandeln verspricht, wissenschaftlich geheiligt" [2, 1967/1928, 318].
Von den tiefsten Schichten des Unbewußten gehen „determinierende Wirkungen" aus [106, 1936, 263], die letztlich als Ausflüsse der Welt zu verstehen sind. Der Determinismus geht so weit, daß JUNG formuliert:

> „Man muß sich immer vor Augen halten, daß auch Erwachsene eine zukünftige Persönlichkeit in sich haben, die Figur, die sie sein werden in den nächsten Jahren. Ihre Erfahrungen in den nächsten Jahren sind alle schon da, nur unbewußt, weil sie noch nicht geschehen sind. Sie leben bereits in einem Morgen, das ihnen nur nicht bewußt ist" [92 a, 1936, 22].

JUNG hat gewisse Vermutungen geäußert, wo die „Welt" ihre Relaisstation (der Ausdruck stammt nicht von ihm) eingerichtet haben könnte, über die sie ihre Impulse vermittelt. Er fragt sich „... ob nicht, mit anderen Worten, Träume weniger aus der schlafenden Rindentätigkeit als vielmehr aus dem vom Schlaf nicht betroffenen Sympathicus hervorgehen, mithin also transzerebraler Natur wären" [98, 1967/1952, 568].

Die Sympathicus-Hypothese wird noch andernorts erwähnt:

> „Das Unbewußte ist jene Psyche, die aus der Tageshelle eines geistig und sittlich klaren Bewußtseins hinunterreicht in jenes Nervensystem, das als *Sympathicus* seit alters bezeichnet wird, und nicht wie das Cerebrospinalsystem Wahrnehmung und Muskeltätigkeit unterhält und damit den umgebenden Raum beherrscht, sondern ohne Sinnesorgane das Gleichgewicht des Lebens erhält und auf geheimnisvollen Wegen durch Miterregung nicht nur Kunde vom innersten Wesen anderen Lebens vermittelt, sondern auch auf dieses innere Wirken ausstrahlt. Es ist in diesem Sinn ein äußerst kollektives System, die eigentliche Grundlage aller participation mystique ..." [107, 1954/1934, 25f.].

Das Unbewußte, von dem die Ganzwerdung ausgeht, „ist auf der einen Seite hochdifferenziert, auf der anderen Seite zieht es ins Körperliche hinunter" [92a, 1936, 88]. Das Unbewußte ist zugleich „Mutterboden aller metaphysischen Aussagen" [95a, 1963/1939, 597] und entwickelt eine reiche Aktivität: „Das Unbewußte nimmt wahr, hat Absichten und Ahnungen, fühlt und denkt ähnlich wie das Bewußtsein" [15, 1967/1931, 398].

JUNG nennt das Unbewußte eine „Wirklichkeit in potentia" [9, 1939, 260] und meint, es gebe eine ganze Reihe von Beobachtungen, „die beinahe für die Möglichkeit eines Bewußtseins im Unbewußten sprechen, wie z.B. gewisse Träume, Visionen und mystische Erfahrungen" [9, 1939, 264][13].

---

[13] Man muß wohl nicht übermäßig empfindlich sein, um sich an solchen Formulierungen zu stoßen. Was heißt denn das, irgendetwas spreche „beinahe" für eine bestimmte Annahme? Man sollte meinen, daß es einem Wissenschaftler möglich sei, sich zu entscheiden, ob ein bestimmtes Faktum für oder gegen eine bestimmte Ansicht spricht. Ist eine Klärung nicht möglich, wird man das eingestehen können. Die JUNG'sche Formulierung läßt höchstens den Schluß zu, daß der Wunsch der Vater seines Gedankens war. Eine besondere Fähigkeit JUNGS, mit geistreichelnden Formulierungen elegant über seichte Stellen zu segeln, läßt sich in seinem Werk recht häufig feststellen. Ob diese schludrigen Formulierungen lediglich Stilblüten sind oder aber eine große Nachlässigkeit im Denken illustrieren, will ich nicht näher untersuchen. Ich will aber doch noch einige ergänzende Beispiele beifügen, die alle einer einzigen Schrift entstammen:
„Sie werden mit mir einig gehen, wenn ich sage, daß dieses Problem nicht nur sehr verwickelt, sondern auch sehr subtil ist" [32, 1927, 108]. „Wenn ich mit einem anderen Men-

Das Bewußtsein im Unbewußten ist wieder jene Instanz, die anordnet, der „Macher". Je nachdem ein Mensch sich im Vergleich zu der ihm immanenten Gesamtdisposition (seinem „Lebensplan") selbst verwirklicht, greift das Unbewußte gegebenenfalls ein, indem es Bilder auftauchen läßt. Durch diese Bilder soll dann eine Kompensation erfolgen, d. h. ein Mensch, der das Unbewußte vernachlässigt hat, soll durch diese Impulse gezwungen werden, sich mit seinem Unbewußten auseinanderzusetzen und ihm in seiner Lebensführung den gebührenden Platz einzuräumen. Jung beschreibt diese Kompensation:

> „Jeder Einbruch des Unbewußten ist eine Antwort auf eine bestimmte Bewußtseinslage, und zwar erfolgt diese Antwort aus der Gesamtheit der vorhandenen Vorstellungsmöglichkeiten, d. h. aus der Gesamtdisposition, welche, wie eben erläutert, ein Simultanbild in potentia psychischer Existenz überhaupt ist. Die Aufsplitterung in Einzelnes, das Einseitige, der fragmentarische Charakter eignet dem Wesen des Bewußtseins. Die Reaktion aus der Disposition hat stets Ganzheitscharakter, da sie einer durch kein diskriminierendes Bewußtsein aufgeteilten Natur entspricht. Daher ihre überwältigende Wirkung!" [95a, 1963/1939, 597].

Die Reaktionen des Unbewußten haben für JUNG eine überwältigende Wirkung. Gerade hier stößt man auf einen sehr merkwürdigen Widerspruch, den schon MARTIN BUBER gesehen hat. Einerseits sollen vom Unbewußten determinierende Wirkungen ausgehen, andererseits aber hält JUNG fest, daß eine Individuation nicht ohne Stellungnahme des Ich stattfinden könne.
Ich neige zur Ansicht, daß die Annahme einer Funktion des bewußten Ich bei JUNG mehr den theoretischen Anforderungen einer Psychologie zu genügen versuchte. Mit anderen Worten: Das Bewußtsein und das „Ich" lassen sich einfach schlechterdings nicht ausschließen aus einer Betrachtung des Menschen.
Dagegen scheint mir JUNGS Glaube an die Funktionen und Fähigkeiten des Unbewußten ein ganz anderes Gewicht zu haben, ja seine eigentliche Weltanschauung zu bilden. In Abhebung von der Bewußtseinspsychologie des 19. Jahrhunderts könnte man JUNGS Psychologie als Un-Bewußtseinspsychologie bezeichnen. JUNG spricht einmal vom Ich als einem

---

Fortsetzung von Seite 55
schen zugleich über dieselbe wichtige Tatsache unbewußt bin, so werde ich mit ihm zum Teil identisch ..." [32, 1927, 117]. „Es ist normal, daß Kinder ihre Eltern mehr oder weniger wieder heiraten, und psychologisch ebenso wichtig, wie biologisch ein gewisser Ahnenverlust für die Entwicklung einer guten Rasse nötig ist" [l. c. 120].

„erleidenden und registrierenden Zuschauer" [20, 1946, 473 ff.], das lediglich ein „Faktor oder Komplex unter anderen" sei. Überall wird das Ich überwältigt, es ist nur Statist. JUNG formuliert: „Es ist so viel unmittelbarer, auffallender, eindrücklicher und darum überzeugender, zu sehen, wie es mir zustößt, als zu beobachten, wie ich es mache" [83, 1963/1935, 554].

TRÜB stellt ebenfalls den Widerspruch fest, denn „einerseits kommt im Gesamtaufbau der JUNG'schen Lehre den Manifestationen der unbewußten ,Psyche' unmißverständlich die geistige Rolle zu"; aber „erst und nur die maßgebend vernünftige Kontrolle des Ichs gewährleistet ... die Vollendung der seelischen Ganzheit im ,werdenden' Selbst" [TRÜB, H., 1962, 68 f.]. Der Widerspruch liegt auf der Hand: einerseits sind Archetypen „natural mind" etc. und wissen also besser als der bewußte Mensch selber, was für ihn gut ist – andererseits aber ist die Wirksamkeit der gleichen Archetypen von der „Gemütsreaktion" abhängig, die, wenn JUNG auch noch so unscharf formuliert, irgendwie mit dem Ich zusammenhängen muß.

TRÜB fährt fort: „Es bewahrheitet sich also weder innerhalb der JUNG'schen Theorie noch in ihrer Praxis, daß das *Ich* im Prozeß der Individuation nur als ,Faktor unter anderen Faktoren' zu bewerten ist" [l. c.].

Das führt dazu, daß man wohl genötigt ist, „das Ich als die *Entscheidungsinstanz* in der geistigen Verarbeitung der unbewußt-seelischen Kundgebungen anzuerkennen! Ist dem aber so, dann wird JUNGS archaisches ,Unbewußtes' und damit die archetypische Welt des Selbst wiederum zur Funktion und zum Material eines Entscheidungsprozesses, der letzterdings nun doch *im Ich* des Menschen zentriert ist" [l. c.].

Aber TRÜB weist JUNG nicht nur einen Widerspruch nach, der die Ganzheitstheorie gefährdet. Vielmehr sieht er überhaupt in der ganzen Theorie, die sich so sehr auf die Archetypen verläßt, letztlich eine menschliche Fragwürdigkeit:

„Denn in der Lehre JUNGS hat der Begriff der ,Psyche' zufolge seiner Zentrierung im kollektiven Unbewußten eine solche Überdimensionalität gewonnen, daß der Mensch auf der Suche nach seiner Ganzheit schließlich darin steckenbleibt: bei aller psychologischen Bereicherung, die JUNGS Forschung zu danken ist, hat sich das *Bild des ganzen Menschen* in die seelische Immanenz reduziert und ist darob verarmt. Damit aber steht die Psychotherapie heute am Schlußpunkt einer Entwicklung, zu dem die tiefenpsychologische Forschung auf Grund ihrer Tendenz, das Unbewußte zu verabsolutieren, hintreiben mußte" [l. c. 18].

TRÜB spricht von einer Verarmung. Wenn man sich JUNGs Feststellung, daß Seele zuunterst Welt sei, vergegenwärtigt, wird man – was ja TRÜB mit der „Überdimensionalität" auch angedeutet zu haben scheint – eher die Ansicht vertreten, daß der JUNG'sche Mensch grenzenlos aufgebläht ist. Was müßte er nicht theoretisch an archetypischen Wirkungen alles aushalten! Archetypen aus Hunderten von Gruppen, Völkern, Rassen, sozialen Klassen, dazu Archetypen aus den verschiedenen Jahrtausenden der Vergangenheit der Lebensformen ... der Mensch müßte die ganze Welt in sich schließen, alles in ihm wäre determiniert. An diesem Determinismus lag JUNG offenbar viel.[14] So schreibt er bedauernd: „Auch bei sonst ganz intelligenten Leuten, die über viel Bildung und Erfahrung verfügen, kann man mitunter eine förmliche Blindheit, eine geradezu systematische Anästhesie beobachten, wenn man sie zum Beispiel vom Determinismus überzeugen will" [111, 1968/1907, 49].

Das Resultat einer „Ganzwerdung" oder „Individuation" sich vor Augen haltend, den „homo totus", schreibt HOFSTÄTTER: „Wer aber ist schließlich der homo totus? Da er alles ist" – eben weil unzählbare kosmische Einflüsse auf ihn niederprasseln – „läßt er sich auch nicht mehr durch die Angabe von Merkmalen charakterisieren. Ist er und ist das ‚Selbst' wirklich noch eine individuelle Form oder unterscheiden sich Menschen letzten Endes nur bezüglich der Wege, die sie zum Ziel der Ununterscheidbarkeit zurücklegen?" [HOFSTÄTTER, P. R., 1960, 570]. Daß JUNGs Ganzheitstheorie, die Lehre vom „individuierten Menschen", letztlich in ihr genaues Gegenteil umschlägt und die Vision von ausindividuierten Menschen, die sich alle gleich sind, heraufbeschwört, stellt eine weitere Paradoxie von JUNGs System dar.

Wie meine Darstellung von JUNGs Weltbild und seiner Ganzheitstheorie gezeigt hat, führen seine Äußerungen überall in Paradoxien. Weder können wir aufgrund seiner Aussagen bestätigen, daß er Empiriker ist, noch kann man sein System wenigstens als philosophisch-spekulativ durchdacht bezeichnen. Daß er sich der möglichen Kritik von der Philosophie her nicht aufgeschlossen zeigt, muß ihm zum Vorwurf gemacht werden, denn er hat in polemischer Absetzung gegen FREUD gerade als spezifischen Vorzug dargestellt, daß sich die JUNG'sche Schule nie der

---

[14] JUNG bestätigt diese Ansicht. Er schreibt: „Sowohl unsere Seele wie der Körper bestehen aus Einzelheiten, die alle schon in der Ahnenreihe vorhanden gewesen sind. Das ‚Neue' in der individuellen Seele ist eine endlos variierte Rekombination uralter Bestandteile, Körper wie Seele haben daher einen eminent historischen Charakter und finden im Neuen, eben erst Entstandenen keine richtige Unterkunft, d. h. die anzestralen Züge sind darin nur zum Teil zu Hause" [49, 1962, 239]. Auch hier wieder der Widerspruch: Obschon die individuelle Seele endlos variierte Rekombination uralter Bestandteile ist, kommt es doch zu einem „Neuen".

„kritischen Philosophie" versagt habe. Dieses Bekenntnis kann besten-
falls als Lippenbekenntnis gewertet werden. Denn wenn wir betrachten,
was JUNG – der eine Ganzheitstheorie entworfen hat – von den mehr
philosophisch orientierten Schulen der Ganzheitspsychologie zur Kenntnis genommen hat, kommen wir zu einem kläglichen Ergebnis. In seinem
Bibliothekskatalog finden sich jedenfalls von den folgenden Autoren
keine Werke: EHRENFELS, MACH, MEINONG, ANSCHÜTZ, KRUEGER,
KÖHLER, KOFFKA, WERTHEIMER und LEWIN. Lediglich SPRANGERS
„Magie der Seele" treffen wir an. Daß gerade dieses Werk kritische
Distanz zu schaffen vermochte, ist wohl ernstlich zu bezweifeln. Vielmehr
scheint mir SPRANGER genau den Ton angeschlagen zu haben, der auch
JUNG eigen war. So schreibt er etwa über eine „verborgene Lebens-
gesetzlichkeit" und postuliert: „Jedes Stück bedeutungshaltiger Umwelt
ist lebendig mit bestimmten Seelenbezirken verwoben. Es hat in der
Seele gleichsam ein Wurzelgeflecht … In Wahrheit handelt es sich um
magische Berührungen im Seelenraum" [SPRANGER, 1947, 85].

Kapitelzusammenfassung

JUNG hat sich selbst als Empiriker, Philosoph, Romantiker, rationaler
Wissenschaftler, Gnostiker und Phänomenologe bezeichnet; die Berechtigung dazu ist kritisch untersucht worden.

Als grundlegend für das Verständnis von JUNGS Theorien sind einige
seiner Grundüberzeugungen dargestellt worden: Determinismus, psycho-
physischer Parallelismus, Synchronizität, Ganzheit von Psyche und Welt.

JUNG faßte sich selbst als das Produkt eines „Zeitgeistes" auf – ähnlich
wie er später im Führer das Wirken eines „autonomen seelischen Faktors" (Archetypus Wotan) bemerkt haben wollte. JUNGS Äußerungen
zum Zeitgeist stammen aus dem Jahre 1918. Der Systemzusammenhang
zwischen den Äußerungen über sich selbst und denjenigen über HITLER
springt in die Augen. Zugleich bestätigt sich aber auch die Feststellung,
daß die Äußerungen über HITLER als Systemspekulationen und nicht als
nazistische Äußerungen zu betrachten sind. Versucht man, die im ersten
Kapitel erwähnten Äußerungen JUNGS von seinem Weltbild her zu verstehen, so zeigt sich, daß von einem zufälligen Ausrutscher JUNGS keine
Rede sein kann. Was bei ihm nazistisch tönt, ist von Anfang an in den
Theorien festzustellen. Es scheint fast, als hätte JUNG gar keine Wahl
gehabt, aufgrund seiner eigenen Systemspekulationen den Nationalsozialismus anders einzuschätzen, als er es faktisch tat.

Die Individuation – als Hereinnahme von „Welt" in das Individuum –
zeigt sich als eine Konsequenz der kosmologisch fundierten Theorien:

worfen und benimmt sich daher wie ein belebtes corpus alienum im
Bewußtseinsraume ..." [112, 1964, 111].

Diese Definition ließe sich grundsätzlich auch für die Beschreibung der
Archetypen verwenden.

Die Entwicklung von JUNGS systematischen Gedanken bis zur Postulierung der Archetypen im Jahre 1917 führe ich hier nicht breiter aus.
Zu diesem Thema liegt ja nun auch FREY-ROHNS „Von JUNG zu FREUD"
vor. Wenn man auch FREYS Folgerungen und Feststellungen im einzelnen
kritisch zu überprüfen hat, gibt sie doch eine recht ausführliche Zusam-
menstellung wichtiger Texte.

2. Zur Kasuistik der Archetypen

Die ganze Liste von JUNG festgestellter Archetypen darzustellen, ist
sinnlos für meine Zielsetzung. Ich will vielmehr durch einzelne Beispiele
darlegen, wie er jeweils anhand bestimmter Anhaltspunkte zur Feststellung archetypischen Geschehens gelangt ist. Es geht mir also nicht
um den Inhalt eines Archetypus, sondern um JUNGS Erkenntnismethodik.

1912 veröffentlichte JUNG einen Aufsatz über „Neue Bahnen der Psychologie", aus dem dann 1917 „Die Psychologie der unbewußten Prozesse" hervorging. Die dritte Auflage dieses Werks wurde 1925 unter
dem Titel „Das Unbewußte im normalen und kranken Seelenleben" veröffentlicht und 1964 schließlich als „Über die Psychologie des Unbewußten" in die Gesammelten Werke aufgenommen [Bd. VII].

Das frühe Entstehungsdatum und die vielen Umarbeitungen der Schrift
zeigen, daß sie JUNG offenbar sehr wichtig war. Dieser Schrift wollen
wir denn auch ein Beispiel zur Kasuistik entnehmen. Es soll lediglich
illustrieren, wie JUNG, von einem Patienten ausgehend, dessen Phantasien
und Träume er leider nur kurz erwähnt und meines Erachtens unge-
nügend auslegt, zu seinen Theorien vorstößt, um schließlich den ganzen
Fall im Lichte der Archetypen zu deuten. JUNG schreibt:

„Die Träume enthalten Bilder und gedankliche Zusammenhänge,
die wir nicht mit bewußter Absicht erzeugen. Sie entstehen spontan,
ohne unser Zutun, und stellen somit eine der Willkürlichkeit ent-
zogene, psychische Tätigkeit dar. Der Traum ist daher eigentlich
ein höchst objektives, sozusagen ein Naturprodukt der Psyche, weshalb man von ihm zum mindesten Hinweise und Anspielungen auf
gewisse Grundtendenzen des seelischen Prozesses erwarten darf. Da
nun der psychische Lebensprozeß – wie jeder Lebensprozeß – nicht

bloß ein kausaler Ablauf, sondern auch ein final orientierter, zweckmäßiger Vorgang ist, so darf man vom Traum, der nichts anderes als eine Selbstabbildung des psychischen Lebensprozesses darstellt, Indizien über eine objektive Ursächlichkeit sowohl wie über objektive Tendenzen erwarten.

Auf Grund dieser Überlegungen also unterwarfen wir die Träume einer sorgfältigen Beobachtung. Es würde zu weit führen, all diese Träume, die nun folgten, wörtlich anzuführen. Es möge genügen, ihren Hauptcharakter zu skizzieren: in der Mehrzahl bezogen sich die Träume auf die Person des Arztes, d. h. die handelnden Personen waren unverkennbar die Träumerin selbst und ihr Arzt. Letzterer erschien aber selten in seiner natürlichen Gestalt, sondern meistens eigentümlich entstellt. Bald war seine Gestalt von übernatürlicher Größe, bald erschien er uralt, dann wieder ihrem Vater ähnlich, dabei aber seltsam in die Natur verwoben, wie in folgendem Traum: ihr Vater (der in Wirklichkeit von kleiner Statur war) stand mit ihr auf einem Hügel, der mit Weizenfeldern bedeckt war. Sie war klein im Vergleich zu ihm, der wie ein Riese erschien. Er hob sie vom Boden auf und hielt sie wie ein kleines Kind auf den Armen. Der Wind strich über die Weizenfelder, und wie diese im Wind wogten, so wiegte er sie in seinen Armen.

Aus Träumen dieser und ähnlicher Art konnte ich verschiedene Dinge ersehen. Vor allem erhielt ich den Eindruck, als ob ihr Unbewußtes unerschütterlich daran festhielte, daß ich ihr Vater-Geliebter sei, womit offensichtlich die fatale Bindung, die es zu lösen galt, nochmals und ausdrücklich bekräftigt schien. Des weiteren konnte man auch nicht umhin zu sehen, daß das Unbewußte einen besonderen Nachdruck auf die übermenschliche, sozusagen ,göttliche' Natur des Vater-Geliebten legte, womit die mit der Übertragung verbundene Überschätzung ebenfalls und nochmals unterstrichen war" [112, 1964/1917, § 210 ff.].

Das Unbewußte hat für JUNG ganz bestimmte Absichten, die sich in den Phantasien des Patienten zeigen. JUNG fragt sich deshalb:

„... Was ist also der Zweck solcher Phantasien? Eine genaue Betrachtung und Analyse der Träume, besonders desjenigen, den ich wörtlich mitgeteilt habe, ergibt eine ausgesprochene Tendenz – entgegen der bewußten Kritik, welche auf menschliches Maß zurückführen möchte –, die Person des Arztes mit übermenschlichen Attributen auszustatten – riesengroß, uralt, größer als der Vater, wie der Wind, der über die Erde streicht – er soll offenbar noch zu einem Gott gemacht werden! Oder sollte am Ende der Fall umgekehrt liegen, daß das Unbewußte versucht, aus der Person des Arztes einen Gott zu schaffen, gewissermaßen eine Gottesanschauung aus den Hüllen des Persönlichen zu befreien, daß mithin die Übertragung auf die Person des Arztes ein im Bewußtsein begangenes Mißverständnis, ein dummer Streich des ,gesunden Menschenverstandes' war? Sollte der Drang des Unbewußten vielleicht nur scheinbar nach der Person greifen, in tieferem Sinne aber nach einem Gott? Könnte das Verlangen nach einem Gotte eine unbeeinflußter, dunkelster Triebnatur entquellende Leidenschaft sein? Vielleicht tiefer und stärker als die Liebe zur menschlichen Person? Oder vielleicht der höchste und eigentlichste Sinn dieser unzweckmäßigen Liebe, die man Übertragung nennt? Vielleicht ein Stück wirklicher ,Gottesminne', die seit dem 15. Jahrhundert dem Bewußtsein entschwunden ist?

Niemand wird die Wirklichkeit eines leidenschaftlichen Begehrens nach der menschlichen Person in Zweifel ziehen, aber daß in der ärztlichen Sprechstunde, dargestellt an der prosaischen Figur des Doktors, ein längst historisch gewordenes Stück religiöser Psychologie, sozusagen ein mittelalterliches Kuriosum – man denkt an MECHTHILD VON MAGDEBURG – so ganz unmittelbar als lebendige Wirklichkeit zutage treten sollte, erscheint wohl zunächst zu phantastisch, als daß man es ernst nehmen könnte" [l. c. § 214f.].

Den weiteren Verlauf des Traumlebens seiner Patientin schildert JUNG nun sehr anschaulich:

„Mittlerweile fuhren die Träume fort, die Person des Arztes in immer größere Proportionen aufzulösen. Damit verbunden geschah nun etwas, das zunächst nur ich mit Erstaunen wahrnahm, nämlich eine sozusagen unterirdische Aushöhlung ihrer Übertragung. Eine Beziehung zu einem Freunde vertiefte sich zusehends, trotzdem sie im Bewußtsein noch immer an ihrer Übertragung festhielt. Als dann der Augenblick der Trennung von mir kam, bedeutete es keine Katastrophe, sondern einen durchaus vernünftigen Abschied" [l. c. § 217].

„Diese Veränderung geschah, wie ich zeigte, dadurch, daß unbewußt ein überpersönlicher Richtpunkt sich entwickelte; ein virtuelles Ziel gewissermaßen, das sich symbolisch in einer Form ausdrückte, die man wohl nicht anders als eine Gottesanschauung bezeichnen kann. Die Träume verzerrten sozusagen die menschliche Person des Arztes zu übermenschlichen Proportionen, zu einem riesenhaften, uralten Vater, der zugleich auch der Wind ist und in dessen beschützenden Armen die Träumerin wie ein Säugling ruht" [l. c. § 218].

Und nun ist diese „Gottesanschauung" plötzlich „archaisch" und daraus resultiert der Beweis, daß das Unbewußte nicht bloß Persönliches beinhaltet: „Wie mein Beispiel der archaischen Gottesvorstellung zeigt, scheint das Unbewußte aber noch andere Dinge zu enthalten, als bloß persönliche Erwerbungen und Zugehörigkeiten" [l. c. § 219]. Wie dieses nicht „bloß Persönliche" zu verstehen ist, zeigt sich im folgenden Text:

„Auf jeden Fall handelt es sich (...) um ein echtes und rechtes primitives Gottesbild, das im Unbewußtsein eines modernen Menschen wuchs und lebendige Wirkung entfaltete, eine Wirkung, die einem in religions-psychologischer Hinsicht zu denken geben könnte. An diesem Bilde könnte ich nichts ‚persönlich' nennen: *es ist ein ganz kollektives Bild*, dessen ethnisches Vorkommen uns längst bekannt ist. Dieses historische und allgemein verbreitete Bild ist durch natürliche psychische Funktion wieder zustande gekommen, was insofern kein Wunder ist, als meine Patientin mit einem menschlichen Gehirn, das heute vermutlich noch in derselben Weise funktioniert wie bei den alten Germanen, auf die Welt gekommen ist. Es handelt sich um einen wiederbelebten *Archetypus*, wie ich diese Urbilder andernorts bezeichnet habe. Es ist die primitive, analogische Denkweise des Traumes, die diese alten Bilder wieder herstellt. Es handelt sich nicht um vererbte Vorstellungen, sondern um vererbte Bahnungen.
In Anbetracht solcher Tatsachen müssen wir wohl annehmen, daß das Unbewußte nicht nur Persönliches, sondern auch Unpersönliches, Kollektives in Form *vererbter Kategorien* oder Archetypen enthalte. Ich habe daher die Hypothese aufgestellt, daß das Unbewußte, in seinen tieferen Schichten gewissermaßen, relativ belebte, kollektive Inhalte besäße. Ich spreche darum von einem *kollektiven Unbewußten*" [l. c. § 219 f.].

Der Übergang vom konkreten Fall zur Theorie ist hier beispielhaft dargestellt. Noch kürzer ist dieser Übergang an anderer Stelle. JUNG schildert:

„Eine Mutter umgab ihren Sohn mit einer gewissen feierlichen Sorgfalt und verlieh ihm dadurch eine ganz unverhältnismäßige Bedeutsamkeit mit dem Erfolg, daß er gleich nach der Pubertät zu einem Neurotiker wurde. Der Grund dieser unsinnigen Einstellung war nicht ohne weiteres erkennbar. Erst genauere Nachforschung ergab die Existenz eines unbewußten Dogmas, welches lautete: mein Sohn ist der kommende Messias. Dies ist ein gewöhnlicher Fall des bei

Frauen allgemein verbreiteten Heldenarchetypus, der entweder auf den Vater oder auf den Mann oder auf den Sohn projiziert wird in Form einer Auffassung, welche dann das Handeln unbewußt reguliert" [32, 1927, 128 f.].

Nun wird zwar zu berücksichtigen sein, daß JUNG „Schule gemacht" hat und einen Kreis von Schülern um sich hatte, von denen er teilweise annehmen konnte, daß sie seine Ausführungen so verstehen konnten, wie er sie verstanden haben wollte. Aber die Wissenschaft im weiteren Sinne kann sich anhand solcher stenographischen Kürzel einer Krankengeschichte kein Bild machen über die Zulässigkeit oder Plausibilität von JUNGS Folgerungen. Es ist eigenartig, daß der Empiriker JUNG gerade hier mit seinen Worten so sparsam umgeht. Die einzige „Krankengeschichte", die wirklich ausführlich ist, wird in „Symbole der Wandlung" dargestellt. Und da vernimmt denn der Leser, daß JUNG die berühmte Miß Miller überhaupt nie gesehen hat, nicht die geringste Möglichkeit hatte, seine Deutungen je mit der „Patientin" durchzusprechen und überhaupt bei der Ausarbeitung seines Buches recht wenig Anfechtungen erlitt.

JUNGS Darstellungen von archetypischem Geschehen, wie wir sie in seinen Krankengeschichten finden, haben einen recht spekulativen Charakter. Auf seine eigenen archetypischen Erlebnisse wird hier nicht ausführlicher eingegangen. Nur ein Beispiel wollen wir noch unter die Kasuistik nehmen, weil es zeigt, daß JUNGS Darstellung eigener Erlebnisse nicht immer präziser ist als die von Fremderlebnissen:

„Einmal – es war im Sudan – war meine Lage wirklich höchst gefährlich, ohne daß ich es im Augenblicke merkte. Aber ein Zauber packte mich, und ich tat etwas, mir selbst ganz Unerwartetes, was ich mir nie hätte ausdenken können. Sie sehen, der Archetyp ist eine Macht . . ." [56, 1967/1957, 59].

JUNG betrachtet es als überflüssig, auch nur die geringste Präzisierung zu geben. Die einzige bestimmte Aussage ist das Credo im Schlußsatz.

Mit der „Empirie" scheint es demnach in bezug auf die Archetypen ziemlich schlecht bestellt zu sein. So muß nun versucht werden, wenigstens JUNGS theoretische Äußerungen zum Thema ausführlich darzustellen und dabei zu untersuchen, ob sich hier mögliche Rückschlüsse auf den Charakter seiner Empirie und Phänomenologie ergeben.[15]

---

[15] Man kann JUNG nicht verantwortlich machen für alles, was verschiedene Anhänger produziert haben. Ich möchte mir aber nicht verkneifen, wenigstens ein besonders leuchtendes Beispiel darzustellen. (fortges.)

3. Der Rahmen der Archetypen-Theorie

Ich will versuchen, erst einen weiteren Rahmen abzustecken, in dem die Theorie der Archetypen steht, um dann die konkreten Aussagen zum Archetypus darzustellen. JUNG schreib 1916:

> „Die Zürcher Schule hat das Endergebnis der Analyse im Auge und betrachtet die grundlegenden Impulse des Unbewußten als Symbole, die eine bestimmte Richtung der künftigen Entwicklung anzeigen. Wir müssen allerdings zugeben, daß es für einen solchen Vorgang *keine wissenschaftliche Rechtfertigung* gibt, weil unsere heutige Naturwissenschaft völlig auf Kausalität beruht" [11, Vorrede z. 1. Aufl., in G. W. IV, 1969, 337].

Zum Symbol hat JUNG schon früher geäußert: „Das Symbol ist keine Allegorie und kein Zeichen, sondern das Bild eines zum größten Teil bewußtseinstranszendenten Inhaltes. Solche Inhalte sind wirklich, d. h. agentia, mit denen eine Auseinandersetzung nicht nur möglich, sondern sogar nötig ist" [96, 1952/1912].
Und weiter:

> „Jedes psychische Produkt, insofern es der augenblicklich bestmögliche Ausdruck für einen bis dahin unbekannten oder bloß relativ bekannten Tatbestand ist, kann als Symbol aufgefaßt werden, ... Insofern jede wissenschaftliche Theorie eine Hypothese einschließt, also eine antizipierende Bezeichnung eines im wesentlichen noch unbekannten Tatbestandes ist, ist sie ein Symbol. Des weiteren ist jede psychologische Erscheinung ein Symbol unter der Annahme, daß sie noch ein mehreres und anderes besage oder

---

Fortsetzung von Seite 66
GÖDAN stellt die Therapie eines Zwangsneurotikers dar. Dieser wird durch Meditation über Eph. 6, 16 („Ergreifet das Schild des Glaubens, mit welchem ihr auslöschen könnt alle feurigen Pfeile des Bösen") geheilt.
GÖDAN liest Psalm 3, Vers 4: „Aber du, Herr, bist der Schild für mich". Wie er uns dann mitteilt, weise eine Neuübersetzung dieses Psalms durch HANS JOACHIM KRAUS darauf hin, daß das Schild den Menschen *umgebe*. Selbstverständlich hat der Patient von dieser Neuübersetzung keine Ahnung. GÖDAN findet nun aber, daß das Bild vom umgebenden Schild in den Meditationen des Zwangsneurotikers auch „dominierend" gewesen sei, indem dieser sich den Schild als Einmannbunker vorgestellt habe. Natürlich verdächtigt GÖDAN sogleich die Archetypen: „Geradezu reflexartig, sozusagen als Antriebsdeutung, stellt sich uns der Gedanke ein, es könnte sich hier um ein spezielles Beispiel für das kollektive Unbewußte handeln" [GÖDAN, H., 1960, 79]. Da GÖDAN von Reflexartigem spricht, wird man bei der Würdigung des Gedankens die Kürze der beanspruchten Nervenbahnen mit zu berücksichtigen haben.

bedeute, das sich der gegenwärtigen Erkenntnis entziehe ..."
[84, 1960/1921, 516].

Über die Notwendigkeit einer solchen Annahme schweigt sich JUNG aus.
Es läßt sich jetzt schon absehen, daß durch diesen sehr weiten Symbolbe-
griff – der Archetyp ist auch ein Symbol in diesem Sinn – geradezu uner-
schöpfliche Möglichkeiten für die Auslegung aller möglichen psychischen
Erscheinungen als Symbole erwachsen.
Die Symbole zeigen Entwicklungsrichtungen an. Die Möglichkeit
dieser Theorie ergibt sich aus den früher bereits erwähnten weltanschaulichen Überzeugungen JUNGS. Diese weltanschauliche Position hat er
naturwissenschaftlich zu fundieren versucht. So behauptete er einen Zusammenhang zwischen Archetypus und Instinkt, „... indem die Archetypen nichts sind als Manifestationsformen der Instinkte. Aus der Lebens-
quelle des Instinktes aber fließt auch alles Schöpferische ... " [44, 1967/
1928, 182]. Schon früher hatte er behauptet:

> „Der Instinkt ist seiner Natur nach eine kollektive, d. h. allgemein
> und gleichmäßig verbreitete Erscheinung, welche mit der Individua-
> lität des Menschen nichts zu tun hat. Die Archetypen der Anschau-
> ung haben dieselbe Qualität wie die Instinkte, sie sind ebenfalls
> kollektive Phänomene" [61, 1967/1919, 154].

Das Wesen der Instinkte hat JUNG so definiert:

> *„Instinkte sind typische Formen des Handelns, und überall, wo es sich*
> *um gleichmäßige und regelmäßig sich wiederholende Formen des*
> *Reagierens handelt, handelt es sich um Instinkt, gleichgültig ob sich*
> *eine bewußte Motivierung dazu gesellt oder nicht"* [l. c. 156].[16]

Analog dem Begriff des Instinktes fordert er einen Begriff, der die „Gleichmäßigkeit der Anschauungen" in ein System einordne:

> „Wie wir den Begriff eines unser bewußtes Handeln regulierenden
> oder determinierenden Instinktes aufstellen müssen, so müssen wir
> auch für die Gleichmäßigkeit und Regelmäßigkeit der Anschauung

---

[16] JUNG beschreibt das Wesen des Instinktes weit bestimmter und sicherer, als etwa die
Instinktforscher selbst. ADOLF PORTMANN, als häufiger Eranos-Gast sicher nicht gerade ein
Intim-Feind C. G. JUNGS, sieht sich sogar zu einem leisen Tadel an so eilfertigem Definieren
bewogen. Das Wort Instinkt sei so vage, daß Kenner vorgeschlagen hätten, „dieses Wort
überhaupt fallen zu lassen" [PORTMANN, 1963/1956, 113].

68

einen zum Instinkt korrelativen Begriff einer die Art der Auffassung determinierenden Größe haben. Diese Größe bezeichne ich eben als Archetypus oder Urbild" [l. c. 157].

Und er definiert den Archetypus:

> *„Archetypen sind typische Formen des Auffassens, und überall, wo es sich um gleichmäßige und regelmäßig wiederkehrende Auffassungen handelt, handelt es sich um einen Archetypus, gleichviel ob dessen mythologischer Charakter erkannt wird oder nicht"* [l. c. 158].

JUNG stellt dar, wie diese scheinbare Gesetzmäßigkeit zustande kommt. Interessant ist, wie er einerseits naturwissenschaftlich zu argumentieren versucht, andererseits aber doch auf die Platonischen „Ideen" rekurriert:

> „Die Psyche ist so wenig wie der Geist (das Gebiet des Denkens) tabula rasa zu Beginn. Gewiß fehlen die konkreten Inhalte, aber die Inhaltsmöglichkeiten sind durch die vererbte und präformierte funktionelle Disposition a priori gegeben. Sie ist nichts anderes als das Ergebnis der Funktionsweise der Gehirne der Ahnenreihe, ein Niederschlag der Anpassungsversuche und Erfahrungen der phylogenetischen Reihe. Das neu entstandene Gehirn oder Funktionssystem ist also ein altes, für ganz bestimmte Zwecke hergerichtetes Instrument, das nicht nur passiv apperzipiert, sondern auch aus sich heraus aktiv die Erfahrungen ordnet und zu gewissen Schlüssen oder Urteilen zwingt. Diese Anordnungen geschehen nun nicht etwa zufällig oder willkürlich, sondern sie folgen streng präformierten Bedingungen, die nicht als Anschauungsinhalte durch Erfahrung vermittelt werden, sondern Bedingungen der Anschauung a priori sind. Es sind Ideen ante rem, Formbedingungen, a priori gezogene Grundlinien, die dem Stoff der Erfahrung eine bestimmte Gestalt anweisen, so daß man sie, wie sie auch PLATON aufgefaßt hat, als *Bilder* denken kann, gewissermaßen als Schemata oder anererbte Funktionsmöglichkeiten, welche aber andere Möglichkeiten ausschließen oder zum mindesten in hohem Maße beschränken. Daher kommt es, daß selbst die freieste Geistesbetätigung, die Phantasie, nie ins Grenzenlose schreiten kann (obschon es der Dichter so empfinden mag), sondern gebunden bleibt an präformierte Möglichkeiten, an *Urbilder* oder *urtümliche Bilder"* [84, 1960/1921, 327].

Über die urtümlichen Bilder, die er später auch als „kollektive" bezeichnet hat, sagt JUNG:

„Ich bezeichne das Bild als *urtümlich*, wenn es einen *archaischen* Charakter hat. Von archaischem Charakter spreche ich dann, wenn das Bild eine auffallende Übereinstimmung mit bekannten mythologischen Motiven hat ...

Das urtümliche Bild, das ich auch als ‚Archetypus‘ bezeichnet habe, ist immer kollektiv, d. h. es ist mindestens ganzen Völkern oder Zeiten gemeinsam. ... Von einem naturwissenschaftlich-kausalen Gesichtspunkt aus kann man das urtümliche Bild als einen mnemischen Niederschlag, ein *Engramm* (Semon) auffassen, das durch Verdichtung unzähliger, einander ähnlicher Vorgänge entstanden ist ...[17]

Unter diesem Gesichtspunkt ist es ein psychischer Ausdruck einer physiologisch-anatomisch bestimmten Anlage ... welche daher den Charakter eines Naturgesetzes haben muß“ [l. c. 453].

Zur Annahme der mnemischen Entstehung der Archetypen schreibt PORTMANN: Die Entstehung „erfolgt in der Denkweise der biologischen Hauptströmungen, die um die Jahrhundertwende eine seltsame Mischung darwinistischer und lamarckistischer Ideen war und in dieser Mischung auch in unseren Tagen noch weiterwirkt. Besonders lebendig sind die Auslegungen in den Gebieten, die von dem außerordentlichen ‚élan vital‘ der Biologie jener Zeit ihre entscheidenden Anregungen empfangen haben. Das gilt in hohem Maße von der Psychologie. Die Idee des allmählichen Erblichwerdens individuell erworbener ‚Engramme‘ gehört zum zentralen Gut solchen Denkens. Wie stark hier die Semonschen Gedanken über die Bedeutung der ‚Mneme‘ mitwirken, ist deutlich. Daß es sich dabei um reine Spekulation handelt, kann nicht genug betont werden. Diese Spekulation entspringt dem Bedürfnis, rätselhafte Tatsachen ... heute schon zu verstehen“ [PORTMANN, 1965, 111].

Als große „Klippe“ in der Erforschung der Archetypen bezeichnet PORTMANN die „kryptolamarckistische Denkweise, die unbemerkt weiterwirkt und dazu neigt, ‚Erblichwerden‘ anzunehmen in Lagen, in denen nicht das kleinste wissenschaftliche Argument dafür beizubringen ist. Mit lamarckistischer Denkart ist immer ganz besonders die Bereitschaft zu rein verbalen Lösungen verbunden: ‚ganz allmählich‘ werden da individuelle Erfahrungen vererbt ... ‚Schritt für Schritt‘ ... ‚im Laufe der Jahrtausende‘ ...“ [l. c. 121].

Aber auch JUNG selbst hat seinen eigenen Annahmen widersprochen. Im Gegensatz zu seiner Annahme von der mnemischen Entstehungs-

---

[17] Daß JUNG tatsächlich lamarckistisch dachte, belegt eine andere Stelle; er schreibt: „Obschon die Erbmasse aus physiologischen Bahnungen besteht, so waren es doch geistige Prozesse in der Ahnenreihe, die solche Bahnungen geschaffen haben“ [108, 1967/1928, 58].

weise der Urbilder schreibt er, daß die Urbilder, „welche nie Abbildungen physikalischer Ereignisse" seien, „Eigenprodukte des *seelischen Faktors*" – was immer das sein mag – seien [106, 1936, 263].

JUNG gibt nun die Kriterien dafür an, wann man ein Bild als kollektiv bezeichnen könne:

> „Ein untrügliches Merkmal kollektiver Bilder scheint das ‚Kosmische' zu sein, nämlich die Beziehung von Traum- und Phantasiebildern auf kosmische Qualitäten, wie zeitliche und räumliche Endlosigkeit, enorme Geschwindigkeit und Ausdehnung der Bewegung, ‚astrologische' Zusammenhänge, tellurische, lunare oder solare Analogien, wesentliche körperliche Proportionsänderungen usw. Auch die deutliche Verwendung mythologischer und religiöser Motive im Traum weist auf die Aktivität des kollektiven Unbewußten hin. Das kollektive Element kündigt sich sehr oft an durch eigentümliche Symptome, z. B. durch Träume, man fliege durch den Weltraum wie ein Komet, man sei die Erde, oder die Sonne oder ein Stern, oder man sei von außerordentlicher Größe oder zwerghaft klein, oder man sei gestorben, man sei an unbekannten Orten, sich selber fremd, verwirrt oder verrückt usw. Ebenso treten etwa Gefühle von Desorientiertheit, Schwindelempfindungen und dergleichen auf, zusammen mit Symptomen der Inflation" [113, 1964/ 1943, § 250].

Zweifellos ein recht ansehnlicher Katalog von Möglichkeiten, ein Traum- oder Phantasiebild als „kollektiv" zu bezeichnen. Man muß sich fragen, was denn überhaupt noch übrig bleibt, was man *nicht* letztlich als „kollektiv" bezeichnen kann, da sogar Desorientiertheit oder Verwirrung „kosmische" Gefühle sein sollen. Auch der Tod wird zum „kosmischen" Etwas, obwohl er doch vermutlich gerade *das* erdhafte Moment unseres Lebens ist. Aber diese Einwände sind gerade JUNG gegenüber wirkungslos, denn in seiner Theorie geht immer dem existenziellen Faktum die Welt der Bilder voran. So schreibt er etwa vom Menschen:

> „Die Form der Welt, in die er geboren wird, ist ihm bereits als virtuelles Bild eingeboren. Und so sind ihm Eltern, Frau, Kinder, Geburt und Tod als virtuelle Bilder, als psychische Bereitschaften eingeboren. ... So sind auch diese Bilder als inhaltlos und deshalb unbewußt zu denken ..." [l. c. § 300].

Die virtuellen Bilder beziehen sich also auf genau umrissene Gegenstände: Frau, Kinder, Tod usw. Dessen ungeachtet sind sie aber „inhaltlos". JUNG schreibt weiter: „Sie erreichen erst Inhalt, Einfluß und schließlich Bewußtheit dadurch, daß sie auf empirische Tatsachen treffen, welche die unbewußte Bereitschaft berühren und zum Leben erwecken" [l. c.].

Wie will JUNG belegen, daß sie – obschon also faktisch nicht feststellbar – bereits vorher existiert haben? In der Spekulation läßt sich das freilich begründen. Die Bilder „sind in gewissem Sinne die *Niederschläge aller Erfahrungen der Ahnenreihe, aber nicht diese Erfahrungen selbst* ... (Ich muß gestehen, daß ich noch nie untrügliche Beweise für die Vererbung von Erinnerungsbildern gefunden habe ...)" [l. c.][18].

Weil JUNG an einer Theorie der Vererbung von Bildern festhält, sind existierende Menschen nicht in erster Linie wirklich begegnende und durch die Begegnung wirksame Inhalte unserer Lebenswelt, sondern quasi Bestätigungen virtueller Bilder. Es wird nicht mehr von der Wirklichkeit auf mögliche Theorien hin gedacht, sondern die Wirklichkeit wird rein spekulativ an einer Theorie gemessen. Wenn die Wirklichkeit nichts mehr ist als das Bewußtgewordensein virtueller Bilder, gelangen diese Bilder dann freilich in die Nähe des Karma (= Schicksalhaften), wie JUNG einmal betont hat [113, 1964/1943, 83].

Es zeigt sich hier, wie irreführend einige Begriffe JUNGs im Grunde sind. Wer würde nicht etwa bei „Individuation" an „Individuum" etc. denken. Wie aber sein Begriff von der Phylogenese zeigt, hat er nichts so sehr im Sinn, wie durch die Individuation phylogenetisch Vorbestimmtem zum Durchbruch zu verhelfen und damit den Determinismus, den er theoretisch postuliert, in der Praxis zu belegen.

Während der Behandlung eines neurotischen Kindes stieß JUNG auf mythologische Motive und äußerte dazu: „Diese Beziehungen sind ein weites und fruchtbares Feld für vergleichende psychologische Forschungen. Das ferne Ziel, zu dem diese Forschungen führen, ist eine *Phylogenie des Geistes*, der, vergleichbar dem Körperbau, durch mannigfache Wandlungen endlich seine heutige Form erreicht hat" [119, 1969/1913, 524].

---

[18] Diesem Gedankengang – wie der Theorie des kollektiven Unbewußten überhaupt – liegt ein verkappter Lamarckismus zugrunde. An anderer Stelle hat JUNG festgehalten: „Nach dem phylogenetischen Grundgesetz muß die psychische Struktur genau wie die anatomische die Merkmale der durchlaufenen Ahnenstufen an sich tragen" [79 a, 1930, 324 f.].
Ganz allmählich haben sich über Jahrtausende hinweg gewisse „virtuelle Bilder" eingestellt, die einerseits vererbt und also wohl irgendwie zentriert sein müssen, andererseits aber wieder inhaltlos sind. Der Charakter der Bilder scheint zweifelhaft – sicher aber ist ihre Existenz. Mit LERSCH kann hier die Frage aufgeworfen werden: „Wenn man diesen Gedanken" – des kollektiven Unbewußten –, „jedoch zu Ende denkt und in Betracht zieht, daß nach JUNGs Auffassung die Archetypen eine Art Apriori des Welterlebnisses darstellen, dann taucht die Frage auf, wie denn einmal, zu einer frühesten Zeit, diese Vorstellungen in die Seele der Menschheit gekommen sein sollen" [LERSCH, PH., 1964[9], 634].

Das weite Spektrum der Spekulationen, in das JUNG seine Archetypen-Theorie hineingestellt hat, wird jetzt schon sichtbar. Die bisherige Darstellung läßt sich am besten begreifen, wenn die ganzen Äußerungen JUNGS vor dem Hintergrund seines „Weltbildes" gesehen werden. Aber Weltbild und Archetypen bilden auch wiederum keine in sich geschlossene Theorie. Das erschwert – oder verunmöglicht – sogar eine rein rationale Betrachtung der JUNG'schen Theorien. Wenn man von phänomenologischen Gesichtspunkten absieht, läßt sich ja auch ein spekulatives Gebäude „bewältigen", wenn es schlüssig ist. Das Fluktuieren JUNGS zwischen Naturwissenschaft, zeitgenössischen Theorien und eigener Spekulation verunmöglicht aber dieses Bemühen fast völlig.

So hat er zum Beispiel festgehalten, Archetypen seien nicht schlichte Abbilder physikalischer Prozesse. Andererseits aber hat er in „Geist und Leben" wieder einen reflexologischen Standpunkt eingenommen. Aufgrund eines Reflexbogens könne man sich „ein Bild von den Vorgängen machen, die dem Seelischen zugrundeliegen" [55, 1967/1926, 366]. Das Seelische besteht nach dieser Betrachtungsweise „aus Abbildern einfacher Vorgänge im Gehirn und aus Abbildern solcher Abbilder in fast unendlicher Reihenfolge" [l.c. 367].
Ähnliche Gedanken finden wir etwa in SECHENOWS Schrift „Reflexes of the Brain". Zwei aufschlußreiche Stellen will ich hier wiedergeben: „All psychical acts without exception ... develop by way of reflex. Hence, all conscious movements resulting from these acts and usually described as voluntary, are reflex movements in the strict sense of the term" [SECHENOW, I.M., 1965/1863, 80]. SECHENOWS „reflexes of the brain" stellen eine Hypothese dar, die kurz etwa besagt, menschliche Geistestätigkeit beruhe auf Reflexen, die von Reflexen in Bewegung gesetzt worden seien. Gehirnreflexe beruhen auf Reflexen, die sich aus dem Umgang des Menschen mit der Welt ergeben hätten. Konsequent formuliert SECHENOW dann: „But in our opinion, ... *the initial cause of any human activity lies outside man*" [l.c. 106].
Was ist in JUNGS Reflextheorie das „Abbild eines Abbilds" anderes als eine Art „Gehirnreflex"? JUNG, wenigstens teilweise, in die Nähe des Gedankenguts der Reflexologen zu rücken, scheint mir durchaus richtig. Die Reflexe haben sich aus dem Welt-Erleben ergeben, wie in grauer Vorzeit JUNGS Archetypen sich als Niederschlag der Erfahrungen ergeben haben. Wie die Reflexologie zu einem Determinismus führt und die Eigenaktivität des Individuums geringschätzt, so letztlich auch JUNGS Theorien.
So schreibt er etwa in den „Wandlungen und Symbolen der Libido": „Insofern im Heute schon das Morgen enthalten ist und alle Fäden des

Zukünftigen schon gelegt sind, könnte also eine vertiefte Erkenntnis der Gegenwart eine mehr oder minder weitreichende und sichere Prognose des Zukünftigen ermöglichen" [54]. Proben solcher prophetischen Versuche habe ich im Zusammenhang mit dem Nationalsozialismus dargestellt.

Den Determinismus hat er auch im Zusammenhang mit den Archetypen dargestellt; so wenn er schreibt:

> „Vom Unbewußten gehen determinierende Wirkungen aus, welche, unabhängig von Übermittlung, in jedem einzelnen Individuum Ähnlichkeit, ja sogar Gleichheit der Erfahrung wie der imaginativen Gestaltung gewährleisten. Einer der Hauptbeweise hierfür ist der sozusagen universale Parallelismus mythologischer Motive, die ich wegen ihrer urbildlichen Natur ‚Archetypen' genannt habe" [106, 1936, 263].

Dieser Passus verdient es, logisch etwas genauer betrachtet zu werden. JUNG geht aus von einer bestimmten Theorie (Archetypen) und gibt selber an, daß er noch nie „untrügliche Beweise für die Vererbung von Erinnerungsbildern" gefunden habe [113, 1964, § 300]. Seine Theorie besagt, daß vom Unbewußten über die Archetypen determinierende Wirkungen ausgehen. Diese Theorie nun gibt er in der ersten Hälfte des Passus aus 106 wieder, um sie in der zweiten Hälfte mit genau der gleichen Theorie zu „beweisen". Außer der gedanklichen Originalität hat dieses Vorgehen wenig Bestechendes, und wenn JUNG behauptet hat, er „habe den süßbittern Trank der kritischen Philosophie nie verschmäht" [19, 1969/ 1928, 388], so wird man doch an solchen Stellen den Gedanken nicht los, daß zumindest seine Beschäftigung mit der Logik mehr „süß" als „bitter" gewesen ist.

4. Die Archetypen-Theorie

Grob habe ich jetzt den Rahmen dargestellt, in den JUNGs Archetypen-Theorie zu stellen ist. Der Systemzusammenhang zwischen kosmologischer Spekulation und Archetypen-Theorie ist nicht zu übersehen, was doch in bezug auf Empirie und Naturwissenschaftlichkeit, auf die sich JUNG ja immer wieder beruft, gewisse Zweifel wachruft.

Im folgenden soll nun die Archetypen-Theorie etwas breiter dargestellt werden. Die Darstellung bietet Schwierigkeiten, weil sich JUNG mit immer wieder anderen Formulierungen um den Archetyp herumgewunden hat. Es werden sich aber letztlich einige Züge herausarbeiten lassen, die sich durch alle Wandlungen hindurch erhalten haben und die in direktem Zusammenhang mit JUNGs Weltbild stehen.

„Dem Licht setzt der Organismus ein neues Gebilde, das Auge entgegen, und dem Naturvorgang setzt der Geist ein symbolisches Bild entgegen, das den Naturvorgang ebenso erfaßt, wie das Auge das Licht" [84, 1921, 600],[19] schreibt JUNG. Das symbolische Bild existiert also bereits während oder vor der Apperzeption des Naturvorgangs. JUNG meint mit dem symbolischen Bild nicht eine „organbedingte Sinnesfunktion" [44, 1967/1928, 177], „sondern vielmehr eine Art psychischer Parallelerscheinungen zu den physischen Realitäten. So müßte sich zum Beispiel der tägliche Sonnenlauf und der Wechsel von Tag und Nacht psychisch abbilden in Form eines seit Urzeiten eingeprägten Bildes" [l. c.].

Deutlicher hat JUNG (über den Primitiven) gesagt: „Was außen geschieht, geschieht auch in ihm, und was in ihm geschieht, geschieht auch außen" [44, 1967/1928, 178]. Hier einen psycho-physischen Parallelismus zu sehen, ist berechtigt, JUNG hat ja auch die Möglichkeit, „sogar auch eine gewisse Wahrscheinlichkeit", erwähnt, „daß Materie und Psyche zwei verschiedene Aspekte einer und derselben Sache sind" [20, 1967/1946, 246].

Über das symbolische, oder, wie er es auch nennt, urtümliche Bild sagt er weiter:

„Das urtümliche Bild hat vor der Klarheit der Idee die Lebendigkeit voraus. Es ist ein eigener lebendiger Organismus, ‚mit Zeugungskraft begabt', denn das urtümliche Bild ist eine vererbte Organisation der psychischen Energie, ein festes System, welches nicht nur Ausdruck, sondern auch Möglichkeit des energetischen Prozesses ist" [84, 1921, 603].

Wichtig scheint hier, daß das Bild „mit Zeugungskraft begabt" sei. Dagegen will ich auf den Zusammenhang zwischen Archetypen und Energiedenken bei JUNG nur kurz hinweisen.

Im Bestreben, das menschliche Erleben und Verhalten aus dem „reduktiven Denken FREUDS" herauszuholen, hat JUNG eine Theorie formuliert, die besagt, daß der Mensch ein selbstregulierendes System sei. Eine Folgerung dieser Theorie ist, daß z. B. ein Neurotiker angeblich bereits die Keime zur Gesundung in sich trage. Der Therapeut hätte demnach

---

[19] An dieser Vorstellung hat BOSS Kritik geübt: „So wenig ein Auge oder ein Organismus, sondern immer nur der weder mit diesem noch mit jenem identische Mensch ein Licht wahrzunehmen vermag, so wenig erfaßt je ein urtümliches Bild oder ein Schema im Gehirn oder in der Psyche einen wach- oder traumweltlichen Vorgang; gesetzt selbst ... urtümliches Bild oder Schema wären ... mehr als ... hypothetische Vorstellung" [BOSS, 1952/53, 587].

nur die Aufgabe, die energetischen Prozesse in die richtige Bahn zu lenken, was ihm auf dem Umweg über die richtige Beurteilung eben der Bilder möglich sein soll. Daß sich diese therapeutische Technik vor allem an JUNGS „Lieblingsfällen" – nicht eigentlich kranken, meist sehr gebildeten Personen – als fruchtbar erwiesen hat, hat HERWIG dargestellt [1969, 67]. Der Wert dieser Aussage ist allerdings relativ, da vermutlich jeder Therapeut eine Kategorie von Patienten kennt, zu deren Behandlung er besonders geeignet ist.

Wie JUNG erwähnt, hat er den Begriff des „urtümlichen Bildes" bereits bei JAKOB BURCKHARDT vorgefunden [112, 1964/1925, 70]. „Die urtümlichen Bilder sind die ältesten und allgemeinsten Vorstellungsformen der Menschheit. Sie sind ebensowohl Gefühl als Gedanke ..." [112, 1964/1925, 72].

Aber, wie er andernorts ergänzt, die urtümlichen Bilder oder Archetypen sind nicht nur die ältesten Vorstellungsformen, sondern „zugleich auch verhalten sie sich empirisch wie *Kräfte* oder *Tendenzen* zur Wiederholung derselben Erfahrungen" [112, 1964/1925, 74]. Und weiter: „Vermöge ihrer spezifischen Energie (sie verhalten sich nämlich wie kraftgeladene, autonome Zentren) üben sie eine faszinierende, ergreifende Wirkung auf das Bewußtsein aus und können infolgedessen das Subjekt weitgehend alterieren" [l.c. 75].

Wie JUNG in seiner Individuations-Theorie dargestellt hat, genügt es aber nicht, daß die Bilder einfach auftauchen. Es ist notwendig, daß die „Bilder" oder „Obervorstellungen" zu „autonomen Komplexen" werden, d.h., daß ihnen ihre Bedeutung als selbständige Agentien zugebilligt wird und daß sie dementsprechend als eine Art Apell aufgefaßt werden:

> „Nur mittels der Reaktion des Gemütes kann die Idee, oder was die Obervorstellung immer ist, zu einem autonomen Komplex werden; ohne diese bliebe die Idee ein dem Gutdünken des Bewußtseins untergeordneter Begriff, ein bloßer intellektueller Rechenpfennig, ohne bestimmende Kraft" [55, 1967/1926, 377].

Das „Gemüt" wird hier einfach so hingestellt als Begriff, mit dem man sich abzufinden hat, auch wenn nicht klar ist, was damit eigentlich gemeint ist. Vermutlich ist mit einer „Gemütsreaktion" eine Art des Eingehens auf die „Idee" gemeint, die sich dadurch auszeichnet, daß der Idee zum vornherein eine gewisse Offenbarungsfunktion zugebilligt wird; daß sie, mit anderen Worten, eben im Kontext der Archetypentheorie verstanden wird. Diese Deutung scheint umso plausibler, als JUNG von der Reaktion sagt, sie sei bereits als „unbewußte Bereitschaft" vorhanden. Gemäß dem JUNG'schen Energiedenken ist ja in jedem

Menschen immer schon der Kern einer Neuorientierung in Richtung Individuation vorhanden, was als „unbewußte Bereitschaft" bezeichnet werden kann. Als Ganzes gelesen, bedeutet die Stelle also etwa: Von der persönlichen Bejahung und Stellungnahme für die „Idee" hängt es ab, ob sie „bestimmende Kraft" erlangt. (Auf die logischen Unverträglichkeiten, zu denen diese Überzeugung führt, habe ich bereits hingewiesen).

JUNG trennt Archetypen von „persönlichen Erinnerungsbildern":

> „Während die Erinnerungsbilder des persönlichen Unbewußten gewissermaßen ausgefüllte, weil erlebte Bilder sind, sind die Archetypen des kollektiven Unbewußten unausgefüllte, weil vom Individuum nicht persönlich erlebte Formen" [112, 1964/1926, 83].

Erinnerungsbilder sind ausgefüllt – weil persönlich erlebt – Archetypen dagegen unausgefüllt – weil nicht persönlich erlebt. Vorausgesetzt, daß ein Archetyp zu wirken beginnt, ohne daß das einem Individuum bewußt wird, scheint diese Unterscheidung plausibel.

Wie steht es aber nun, wenn jemand, wie JUNG etwa, beispielsweise den Archetyp der Anima derart persönlich erlebt, daß er mit ihr Zwiegespräche führt und sich beraten läßt? Kann man da noch von unausgefüllten Formen sprechen? Wenn aber die Formen sich tatsächlich als erfüllt erweisen, würde das nicht letztlich dazu führen, daß man angeblich kollektive Formen lediglich noch als Umformungen des persönlichen Unbewußten bezeichnen müßte? Die Unterscheidung von persönlich und unpersönlich ist bei Jung wohl ziemlich willkürlich getroffen worden. Wieso zum Beispiel rechnet er alles „Kosmische" – worunter auch etwa Desorientiertheit fallen kann – zum „Unpersönlichen"?

JUNG hat behauptet, mythische Motive oder Archetypen bildeten sich durch typische Wiederholungen bestimmter Situationen [32, 1927, 103]. Wie man sich etwa fragen kann, wie denn etwas zwar erlebt, aber nicht *persönlich* erlebt sein kann, mag man sich auch wundern, wie man es sich vorzustellen hat, wenn sich eine Situation „typisch" wiederholt. Ist damit gemeint, daß mehrere Situationen gewisse ähnliche Grundzüge zeigen? Diese Grundzüge müßten ja aber dann doch über eine denkerische Leistung erst herausgestellt werden.

Wenn wir einmal über unsere Vorfahren spekulieren, die lebten, bevor sich bereits Archetypen herausgebildet hatten (diese Bildung ist ja nach JUNG auch ein historischer Prozeß und hat demnach einen Beginn in der Zeit), so ist ihnen also zuzutrauen, daß sie fähig waren, Situationsmuster zu erkennen und zu klassifizieren. Man muß annehmen, daß sie sich jeweils situationsadäquat verhalten haben, da es sonst schwerlich zur Weiterentwicklung der Menschheit gekommen wäre. Wenn sie nun aber in grauer Vorzeit dazu fähig waren, wieso sollen wir denn heute dazu unfähig sein und wozu dienen denn die Archetypen, wenn wir ja unsere Situation auch völlig ohne sie richtig einschätzen?

Nehmen wir aber das Gegenteil an, daß sich diese Urmenschen ohne Archetypen unfähig erwiesen hätten, eine Situation zu erkennen und sich adäquat zu verhalten, so würde daraus folgen, daß sie sich bestimmten, sich wiederholenden äußeren Gegebenheiten gegenüber rein willkürlich verhalten hätten. Das läßt sich nur bei völliger Verkennung der Situation denken. Wenn aber jede einzelne Situation verkannt wird, wie soll denn ausgerechnet das „Typische" an ihr, das ja auf einer noch höheren Erkenntnisstufe steht, erkannt worden sein?

Wir werden später auf Stellen stoßen, die auf die hier herbeigezogenen Ahnen explizit Bezug nehmen. Jedenfalls läßt sich schon absehen, daß die historische Herleitung der Archetypen auch wieder beträchtliche denkerische Schwierigkeiten bietet. Aber JUNG versteift sich nicht auf diese genetische Theorie, sondern kommt noch in der gleichen Schrift wieder zu Aussagen, die man wohl als kosmologische bezeichnen muß:

> „Die Archetypen sind gewissermaßen die in der Tiefe verborgenen Fundamente der bewußten Seele, oder – um ein anderes Gleichnis zu gebrauchen – ihre Wurzeln, die sie nicht nur in die Erde im engeren Sinne, sondern in die Welt überhaupt gesenkt hat" [l. c. 107].

Es ist schwer zu fassen, wie JUNG in ein und derselben Schrift erst behaupten kann, die Archetypen entstehen historisch durch Wiederholung, um dann aber sogleich zur Systemspekulation überzugehen und zu behaupten, die Archetypen seien die Wurzeln der Seele nicht nur in der Erde, sondern in der „Welt überhaupt". Diese Leichtigkeit, mit der er zwischen behaupteter Empirie und offenbarer Spekulation hin und her jongliert, verblüfft immer wieder.

Was JUNG bei Abfassung der Schrift von der Empirie hielt, sei kurz erwähnt. Er fragt sich, „ob wir im Unbewußten irgendetwas unterscheiden können oder nicht" [32, 1927, 85]. „Diese Frage kann nur empirisch beantwortet werden, nämlich mit der Gegenfrage, ob es plausible Gründe gibt für eine solche Unterscheidung oder nicht" [l. c.]. JUNG fragt sich also, ob im Hinblick auf sein System Grund bestehe, im Unbewußten unterscheidbare Komponenten anzunehmen. Wenn eine solche Unterscheidung in das System paßt, besteht ein plausibler Grund für die Annahme der Unterscheidung – ein „empirischer" Grund.

Gegen meine Kritik könnte natürlich eingewendet werden, JUNG verstehe unter „empirisch" etwas ganz anderes, nämlich das, was der common sense darunter verstehe. Dann wäre aber unerklärlich, wie er zu der Aussage gelangen kann, die Archetypen seien die Wurzeln der Seele in der „Welt überhaupt". Denn daß die „Welt überhaupt" kein Gegenstand der Empirie mehr ist, scheint nach seinen Aussagen über diese „Welt überhaupt" ziemlich augenfällig.

Die „Wurzeln in der Welt überhaupt" zeigen wieder den weltanschaulichen Charakter von JUNGS Archetypen. Wir lesen:

> „Es gibt viele solcher Urbilder, die aber so lange nicht in den Träumen der Einzelnen und nicht in den Werken der Kunst erscheinen, als sie nicht erregt werden durch die Abweichung des Bewußtseins. Verirrt sich aber das Bewußtsein ..., so werden diese ‚Instinkte' belebt und senden ihre Bilder in die Träume der Einzelnen und in die Gesichte der Künstler und Seher, um damit das seelische Gleichgewicht wieder herzustellen" [79 a, 1930, 329 f.].

Das ist so zu verstehen: So lange ein Individuum einen Weg einhält, der mit seiner festgelegten Bestimmung harmoniert, tauchen keine Urbilder auf. Erst in dem Moment, da es von seinem ihm bestimmten Weg abweicht, sich „verirrt", sendet das Unbewußte Korrektursignale in Form von Urbildern, um „das Gleichgewicht wieder herzustellen". Der Weltplan wirkt so über das Unbewußte auf das Individuum ein. Folgt das Individuum diesen Signalen, so wird es zum „Selbst". „Dieses Selbst aber ist die Welt", sagt JUNG [107, 1954/1934, 28 f.].

Diese Harmonie zwischen Individuum und Welt formuliert er in bezug auf den Archetypus auch so: „Damit ein Archetypus wirkt, braucht es den Zusammenklang zwischen dem erfahrenden Subjekt und dem erfahrenen Objekt" [5, 1967/1931, 432]. Wie schon früher treffen wir hier wieder auf die Aussage, daß die Wirkung des Archetypus von der Stellungnahme des Subjektes abhänge. Da sich solche Aussagen im Zusammenhang mit der Individuation immer wieder feststellen lassen, wundert man sich über die Bestimmtheit, mit der Jung oft genug auch das genaue Gegenteil davon festhält, daß nämlich die Archetypen letztlich quasi naturgesetzliche, zwingende Agentien seien. So etwa:

> „Sie vererben sich mit der Hirnstruktur, ja, sie sind deren psychischer Aspekt. ... Sie sind so recht eigentlich der *chthonische Anteil der Seele* ..., jener Anteil, durch den sie an die Natur verhaftet ist ... In diesen Urbildern tritt uns die seelische Wirkung der Erde und ihrer Gesetze wohl am deutlichsten entgegen ..." [92, 1931, 179].[20]

---

[20] Dazu bemerkt JUNG andernorts: „Das Geheimnis der Erde ist kein Spaß oder Paradoxon. Man muß in Amerika gesehen haben, wie schon in der zweiten Generation die Schädel- und

Für die Beurteilung dieser Aussage ist es recht aufschlußreich, daß sich direkt an sie die Schilderung von JUNGS Traum vom Turm anschließt. Dieser Traum hatte für JUNG einen wirklich „erdhaften" Charakter, er sah in ihm seinen ganzen Lebensweg vorgezeichnet. Aber auch seine künftige Lehre las er aus dem „Leitbild" dieses Traumes ab [49, 1962, 163 ff.].

JUNG hat die Unmöglichkeit, gerade diesen Traum anders zu deuten, als er es tat, stark hervorgehoben und an ihm zum ersten Male seine Gegnerschaft zu FREUD bewußt erlebt. Da es ihm um den Beweis ging, daß die FREUD'sche Methode der Traumanalyse an diesem Traum versagen müsse, ist es wohl für die Beurteilung der wissenschaftlichen Redlichkeit JUNGS sehr aufschlußreich, daß er FREUD in der Analyse belog, ihm also gar keine Chance einräumte, den Traum sinnvoll zu bearbeiten.

Zu den Archetypen führt JUNG weiter aus, daß ihre „apriorischen Kategorien natürlich kollektiver Natur" seien,

> „... und wohl keine individuellen Prädestinationen. So sind auch diese Bilder als inhaltlos und deshalb als unbewußt zu denken. Sie erreichen erst Inhalt, Einfluß und schließlich Bewußtheit dadurch, daß sie auf empirische Tatsachen treffen, welche die unbewußte Bereitschaft berühren und zum Leben erwecken. Sie sind in gewissem Sinne die *Niederschläge aller Erfahrungen der Ahnenreihe, aber nicht diese Erfahrungen selbst*" [31, 1933, 120 f.].

Die Kategorien sind nach KANT Gedankenformen, die das logische Vermögen enthalten, das in der Anschauung in großer Mannigfaltigkeit Gegebene im Bewußtsein a priori zu vereinigen. Bei JUNG nun werden die Kategorien irendwie vererbt. Daß der Mensch spontane Fähigkeiten zur Kategorienbildung besitzt, kann kaum bezweifelt werden. Wie aber will nun JUNG unterscheiden, ob „apriorische Kategorien" spontan gebildet oder „Niederschläge" sind?

Ich will in diesem Zusammenhang nur eben hinweisen auf eine Arbeit über „Subjektstufen- und kategoriale Interpretation des Traumes", die WERNER KEMPER in der „Psyche" veröffentlicht hat [XI, 1957/1958]. Er erwähnt dort, daß – grobes Mißverstehen meinerseits vorbehalten – wir jeweils bei der Traumauswertung „bereits eine *kategoriale Klassifizierung* der zurzeit vorwiegend in Frage stehenden Antriebe mit den sich daraus

---

Fortsetzung von Seite 79
Beckenmaße aller europäischen Rassen sich indianisieren. Das ist das Geheimnis. Davon besitzen wir ein unbewußtes Bild in der Seele: eine Beziehung des Geistes zum Körper, wie dieser zu seiner Erde" [104 b, 1918, 471].

ergebenden Konflikten vorgenommen haben" [S. 69]. Anders ausgedrückt: Wenn wir darangehen, den Traum eines Patienten auszuwerten, sind wir jeweils schon mit seinen spezifischen Lebensumständen und Ansichten vertraut und vermögen dadurch das in den Träumen auftretende Material auf die persönlichen Prämissen sinnvoll zu beziehen. Ein symbolhafter Traumausdruck wird also jeweils auf eine faktische Existenz bezogen und erhält so einen ganz bestimmten Sinn. Der Sinnbezug wird von uns herausgearbeitet, über das Verstehen, und ist nur in dem jeweiligen Zusammenhang verständlich.

Der Unterschied dieser Ansicht von der JUNGs scheint mir darin zubestehen, daß bei JUNG der jeweilige Sinn immer schon vorausbestimmt ist. Auch ist dieser Sinn nicht ein persönlicher, wie bei KEMPER, sondern hat unter anderem durch Rasse, Volk etc. beeinflußte Grundzüge, was sich ja auch in der Annahme der Vererbung ausspricht.

Auch in bezug auf die Platonische „Idee" hält JUNG nicht die menschliche Fähigkeit, die Idee zu bilden, fest, sondern vor allem den Umstand, daß die Ideen „seit alters" vorhanden seien:

„,Archetypus' ist eine erklärende Umschreibung des platonischen Eidos. Für unsere Zwecke ist diese Bezeichnung treffend und hilfreich, denn sie besagt, daß es sich bei den kollektiv-unbewußten Inhalten um altertümliche oder – besser noch – um urtümliche Typen, d. h. seit alters vorhandene allgemeine Bilder handelt" [107, 1954/1934, 5].

Der spontane Charakter der Ideenbildung wird auch hier wieder vernachlässigt zugunsten einer Einordnung in die Geschichte der Menschheit, obschon der Umstand, daß auch die Griechen „Ideen" hatten, überhaupt nicht beweist, daß unsere Ideen nicht spontan entstehen können. Auch in bezug auf archetypisch anmutende Gebilde besagt die Existenz der Mythologie nicht, daß diese Gebilde nicht auch spontan, rein personalistisch sein können.

Daß das persönliche Moment bei JUNG stark im Hintergrund steht, belegt seine Bezeichnung der archetypischen Wirkungen als „schicksalsmäßige": „Es nützt gar nichts, eine Liste der Archetypen auswendig zu lernen. Archetypen sind Erlebniskomplexe, die schicksalsmäßig eintreten, und zwar beginnt ihr Wirken in unserem persönlichsten Leben" [l. c. 40].

In einem recht dichterischen Bild vergleicht JUNG den Archetypus mit einem Stromlauf. Hinter diesem Bild zeigt sich wieder, welche Gewalt er den Archetypen beimißt:

„Archetypen sind eben wie Flußbette, die das Wasser verlassen hat, die es aber nach unbestimmt langer Zeit wieder auffinden kann. Ein Archetypus ist etwas wie ein alter Stromlauf, in welchem die Wasser des Lebens lange flossen und sich tief eingegraben haben" [125b, 1935, 666].

Wenn man das Bild eines einzigen Stromlaufs betrachtet, scheint JUNGS Beispiel sehr anschaulich. Aber gerade die Veranschaulichung führt auch wieder zu einer Paradoxie, denn – stellt man sich einmal die Tausende von Generationen vor, die schon gelebt haben – welche verwirrende Fülle von Stromläufen müßte sich da eingestellt haben! Da sich ein Archetyp ja nicht nur in existenziell wichtigen Situationen, sondern auch aus scheinbar belanglosem Anlaß einstellen kann, müßte die unübersehbare Zahl gebahnter Stromläufe – und damit gebahnter Verhaltensmuster – geradezu zu einer Lähmung führen. JUNG meint ja nicht, daß ein Individuum nur gerade eine selektiv reduzierte Anzahl von archetypischen Modi zu verwirklichen habe, sondern die Archetypen sind vererbt, a priori vorhanden und „universal verbreitete Gegebenheiten" [51, 1967/1936, 141].

Der Universalitätsanspruch ist ihm sehr wichtig. Er hat ja auch gegen FREUD kritisch eingewendet, eine Neurosentheorie müsse auch die Neurosen bei den Maori erklären, womit er sagen wollte, FREUDS Theorie sei nicht universal genug.

Hier stößt man aber wieder auf einen Widerspruch in JUNGS Theorie. Zwar hält er fest, Archetypen seien inhaltlos, reine Vorstellungsmöglichkeiten, und in diesem Sinne universal verbreitet. Demgegenüber aber ergibt sich aus seinen Darstellungen auch wieder, daß er geneigt ist, rassenspezifische Archetypen anzunehmen, was sich ja mit Inhaltlosigkeit nicht vereinbaren läßt. Denn entweder ist ein Archetyp rassenspezifisch und damit inhaltlich bestimmbar (sonst wäre er nicht spezifisch), oder er ist es eben nicht. Der Hinweis, der *Inhalt* oder die Vorstellung seien nicht festgelegt, sondern lediglich die *Möglichkeit* der Vorstellung, scheint mir höchstens den Charakter eines Sophismus zu besitzen.

JUNG hat wiederholt über den Zusammenhang zwischen Geisteskrankheit und Archetypen geschrieben. Das Beispiel mit SCHOPENHAUER und dem imbezillen Schlosserlehrling habe ich bereits erwähnt. Dort führte er die Geisteskrankheit auf die Inflation durch eine übermächtige Idee zurück. Im folgenden Zitat geht er dagegen mehr auf die neurotischen Störungen ein, die er als Folge einer Fehldifferenzierung oder verfehlten Individuation bezeichnet:

„Der Unterschied dieser Gebilde (Archetypen) von den Spaltungsprodukten der Schizophrenie besteht darin, daß erstere sinnvolle

Persönlichkeitsgestaltungen sind, letztere dagegen Bruchstücke, denen nur *Sinnreste* zukommen. . . . Beide aber besitzen in hohem Maße die Fähigkeit, die Ichpersönlichkeit zu beeinflussen und zu beherrschen oder sogar zu verdrängen, so daß eine temporäre oder dauernde Persönlichkeitsverwandlung eintritt.

Spaltbarkeit bedeutet einerseits Auflösung in die Vielheit der strukturellen Einheiten, andererseits die der *Differenzierung* willkommene Möglichkeit, gewisse Strukturteile auszusondern, um sie durch Willenskonzentration zu üben und dadurch zu größtmöglicher Entfaltung zu bringen. Auf diese Weise werden gewisse Fähigkeiten, namentliche solche, von denen man sich soziale Nützlichkeit verspricht, mit bewußter Einseitigkeit gezüchtet unter Vernachlässigung anderer. Damit wird ein ähnlicher, unbalancierter Zustand erzeugt wie jener, der durch einen vorherrschenden Komplex verursacht wird. Man spricht in *diesem* Zusammenhang dann allerdings nicht von Komplexbesessenheit, sondern von *Einseitigkeit*. Der faktische Zustand ist so ziemlich der gleiche, nur mit dem einen Unterschied, daß die Einseitigkeit der Absicht des Individuums entspricht und darum mit allen Mitteln gefördert, während der Komplex als Schädling und Störefried empfunden wird. Man sieht häufig nicht, daß die bewußt gewollte Einseitigkeit eine der wichtigsten Ursachen für die so unerwünschten Komplexe ist, oder daß umgekehrt gewisse Komplexe einseitige Differenzierungen von zweifelhafter Nützlichkeit verursachen" [51, 1967/1936, 141].

Den bisherigen Ausführungen über JUNGs Theorie des Archetypus ließe sich jetzt noch eine Auswahl von Zitaten aus späterer Zeit beigesellen, die die Ausführungen bestätigen würden. Nun finden sich aber auch andere Stellen, die zwar meiner Interpretation nicht unbedingt widersprechen, aber teilweise rational kaum zu bewältigen sind. Es ist bekannt, daß JUNG einiges gegen die „Rationalisten" hatte. Da er aber Wissenschaft betrieb, müssen wohl auch Stellen dargestellt werden, die Verständnisschwierigkeiten bieten. Zum persönlichen Verständnis kann sich ja ohnehin jeder Leser passende Stellen aus seiner JUNG-Lektüre auswählen und den schwer verständlichen Rest liegen lassen. Hier aber soll dieser Rest mit in die Darstellung einbezogen werden – ohne daß ich dadurch vorgeben möchte, nun auch all diese Stellen verstehen zu können.

JUNG stellt dar, daß seine Theorie archetypisch entstanden sei. „In allem Chaos ist der Kosmos und in aller Unordnung geheime Ordnung", hält er einmal fest [107, 1954/1934, 43]. Daß sich diese Mischung aus Chaos und Kosmos auf JUNGs Theorien übertragen hat, ist nicht etwa eine besonders boshafte Formulierung, sondern liegt durchaus in Richtung seiner Äußerungen. So sagt er etwa vom Denken, es sei „eine autonome Tätigkeit, deren Objekt man ist" [107, 1954/1934, 51] oder vom „wirklichen Erkennen", es beruhe „auf einem Instinkt, oder auf einer participation mystique mit anderen. Man könnte sagen, es seien die ‚Augen des Hintergrundes‘, welche in einem unpersönlichen Akt der Anschauung sehen" [49, 1962, 56]. Nicht die ratio erfüllt die Erkenntnisaufgaben, sondern der „Instinkt".

Noch deutlicher ist eine andere Stelle:

> „Wenn das Tun des Einzelnen zugleich auch kosmisches Geschehen ist, so verbindet sich die Ergriffenheit des Körpers (die Innervation) mit der Ergriffenheit des Geistes (die allgemeine Idee) und daraus entsteht eine lebendige Ganzheit, welche keine noch so wissenschaftliche Technik jemals erzeugen kann" [126, 1963/1936, 575].

Da JUNGS Ziel die Individuation, die Ganzheit darstellt und er überzeugt ist, daß der Kosmos über die Archetypen jeden einzelnen erreicht, ist klar, daß die „wissenschaftliche Technik" nicht die Würde der „lebendigen Ganzheit" einer Theorie hat, in die der eigene Individuationsweg eingeflochten worden ist. Die bewußte Orientierung allein genügt nicht, sie führt nicht zur Ganzheit. Auch für den wissenschaftlichen Theoretiker nicht. Erst die „Inhalte des Unbewußten" bringen „alles an die Oberfläche, was im weitesten Sinne zur Ergänzung, d. h. zur *Ganzheit der bewußten Orientierung nötig ist*" [95a, 1963/1939, 596]. JUNG merkt allerdings an, dieses „Nötigsein" sei eine „Arbeitshypothese".

Auch über die Ideen greift der Kosmos in uns ein: „Ideen entstammen einem größeren als dem persönlichen Menschen. Nicht wir machen sie, sondern wir sind durch sie gemacht" [92, 1931, 65].

Direkt im Hinblick auf seine Werke formulierte JUNG, daß, wer sie nur durchblättere, leicht der Illusion anheimfallen könnte, „ein gnostisches System vor sich zu haben". Dann nimmt er bezug auf seinen eigenen Individuationsweg und ergänzt: „Dieser Vorgang drückt sich selbstverständlich beim Menschen ebenso psychisch wie somatisch aus" [124b, 1963/1952, 335]. Daß JUNGS Theorie, als psychisches Produkt, seine Individuation widerspiegelt (und damit den Kampf zwischen Bewußtem und Unbewußtem, in dem Chaos und Kosmos enthalten sind), ist demnach auch von ihm selbst nicht in Abrede gestellt worden.

Daraus resultiert für die wissenschaftliche Beschäftigung mit JUNG eine fatale Konsequenz. Da wir notgedrungen auf eine rationale Verständnisbemühung angewiesen sind – wir müssen ja erst einmal zur Kenntnis nehmen und verarbeiten – JUNG sich aber auf einen nicht nur rationalen Standpunkt begibt, gelingt es nicht mehr überall, ihm zu folgen. Denn was er zum Teil aus sehr individuellen Gründen für richtig ansieht, kann, rational betrachtet, völlig unverbindlich sein.

Da JUNG dieses ganz Persönliche in der Wissenschaft offenbar nicht im geringsten als störend oder unzulässig ansah, kann es schwerlich im Widerspruch zu seinen Ansichten stehen, wenn man einige besonders unverständliche Stellen seiner Werke als Wortzauberei bezeichnet. Nach ihm ist es ja auch die Aufgabe des Bewußtseins „die Welt des Inneren schöpferisch in das Außen zu übersetzen" [44, 1967/1928, 183], und wenn man sich zurückerinnert, wie sehr JUNG zwischen Künstlertum und Wissenschaft herpendelte bei der Gestaltung seiner Phantasien, wird man ohnehin nicht erwarten, daß seine Wissenschaft von eigenwillig „Schöpferischem" ganz frei ist. Denn der Wissenschaftler von prometheischem Format ist zugleich Bekenner und Seher und nicht lediglich Rationalist. Sehertum aber führt oft zu unklaren Formulierungen. So schreibt JUNG recht vieldeutig über den Archetypus der „Dreiheit":

> „Wie jeder Archetypus, so kann auch die Triade oder das Ternarium primitiv durch Sexualvorstellungen oder ‚philosophisch' durch abstrakte Begriffe dargestellt werden. Der Archetypus ist weder abstrakt, noch konkret. Er kann sich in primitiver ‚Triebsprache' (zum Beispiel sexuell) oder ‚geistig' ausdrücken ... Dieser *Archetypus an sich* ist bloße ‚Dreiheit', die sich mit *irgendwelchen Inhalten erfüllen kann*" [92 a, 1936, 13].

Der Archetypus ist weder abstrakt noch konkret – was ist er dann und wie ist dann überhaupt eine theoretische Aussage über sein Wesen möglich? Ungeachtet dieser Definition sagt JUNG über die Archetypen nun aber wieder ganz konkret:

> „Es handelt sich also nicht um vererbte *Vorstellungen*, sondern um vererbte *Möglichkeiten* von Vorstellungen. Auch sind es keine individuellen Vererbungen, sondern in der Hauptsache allgemeine, wie aus dem universalen Vorkommen der Archetypen ersehen werden kann" [106, 1936, 269].

JUNGS Verhältnis zur immerhin naturwissenschaftlich fundierten Vererbungslehre erscheint hier in einem eigenartigen Licht. Es wird nicht etwas Bestimmtes – hier: Vorstellung – vererbt, sondern die Möglichkeit von etwas Bestimmtem. Daß sich ganz konkrete Bilder oder Schemata vielleicht vererben können, scheint heute wahrscheinlich, wenn man etwa das Verhalten von Jungvögeln auf Feindschemata beobachtet. Wie aber sollen sich Möglichkeiten von Vorstellungen in den Genen niederschlagen? Denn wenn JUNG schon konkret von Vererbung spricht, wird er sich ja auch mit dem konkreten Erbvorgang befassen müssen.

Ob JUNGS Aussage ganz so naturwissenschaftlich ist, wie sie tönt, scheint fragwürdig. Die „Möglichkeiten" sind zum Beispiel keine „individuellen" Vererbungen, sondern „in der Hauptsache allgemeine". Was ist denn eigentlich eine „allgemeine Vererbung"? Meint JUNG etwa, ein bestimmter Rassetypus beruhe auf „allgemeiner Vererbung"? Jede bestimmte Rasse ist doch das Ergebnis einer Zucht in einem bestimmten Raum, zu deren Entstehung mannigfaltige Einzelzüge sich verschmolzen und schließlich gewisse Dominanten herausbildeten. Diese Dominanten werden aber weiterhin höchst individuell weitervererbt, nämlich über zwei ganz konkrete Eltern. Wenn aber diese fraglos durch die Gene festgelegten Eigenschaften „allgemein" sein sollen, wie sehen denn „individuelle" Eigenschaften aus, die sich vererben können? Sind sie etwa nicht genetisch bestimmt? Wie können sie dann vererbbar sein? Jung äußert sich nicht dazu.

Er betrachtet aber seine Ansichten als „Vorschläge und Versuche zur Formulierung einer neuartigen naturwissenschaftlichen Psychologie, welche sich in erster Linie auf die unmittelbare Erfahrung am Menschen gründet" [Vorwort zu JACOBI: Die Psychologie von C. G. JUNG, 1949, 20]. Es wäre also doch zu fordern, daß er diese Erfahrungen naturwissenschaftlich formuliert, da sie sonst nicht in den Rahmen der Naturwissenschaften fallen. Weiter sagt JUNG über das Unbewußte und den Archetyp:

„Nicht die Welt, wie wir sie kennen, spricht aus (dem) ... Unbewußten, sondern die unbekannte Welt der Psyche, von der wir wissen, daß sie nur zum Teil unsere empirische Welt abbildet, und daß sie zum anderen Teil, eben diese auch, entsprechend den psychischen Voraussetzungen, formt. Der Archetypus geht nicht etwa aus physischen Tatsachen hervor, sondern er schildert vielmehr, wie die Seele die physischen Tatsachen erlebt" [47, 1941, 109].

An anderen Stellen hat er aber behauptet, daß zum Beispiel das Eingreifen eines Archetyps in einer bestimmten Gefahrensituation nur so zu verstehen sei, daß der Archetyp die ganz konkrete Situation blindlings erfaßt und die adäquate Antwort erteilt habe. Ohne Bezug zur empirischen Welt wäre das wohl schlecht denkbar. Denn das Reaktionsmuster, das einfach irgendwann einmal ablaufen würde, wäre ja sinnlos. Zur sinnvollen Reaktion gehört das Erfassen der konkreten Situation.

Die Archetypen wirken „numinos", das heißt „faszinierend oder zum Handeln antreibend" [113, 1964/1943, 75]. Sie stammen aus dem Leiden und der Freude der Ahnen und „wollen wieder ins Leben zurück als Erlebnis sowohl wie auch als Tat" [l. c.].

Die Archetypen entsprechen auch „gewissen allgemeinen physischen Grundzügen", stellt JUNG in Widerspruch zur weiter oben zitierten Stelle fest. Daher sei es „möglich, archetypische Bilder direkt als Anschauungsbegriffe auf das physische Geschehen zu übertragen" [113, 1964/1943, 103].

Diese Formulierung zeigt wieder, wie unpräzis JUNGs Denken ist. Scheinbar elegant wirft er mit Begriffen um sich, die nirgends definiert werden, kombiniert Beliebiges zu logisch unmöglichen Monstren und suggeriert im übrigen, daß das Gemeinte völlig klar sei. Wie können – wäre etwa zu fragen – archetypische Bilder als konkrete Anschauungen „Begriffe" sein? Wie hat man sich einen „Anschauungsbegriff" vorzustellen? Und wie kann man schließlich „archetypische Bilder" als „Begriffe" (die sie ja nicht sein können) auf „physisches Geschehen übertragen"? Was ist mit „übertragen" gemeint? Es ist denkbar, daß JUNG etwa sagen wollte, man könne analog zu den Vorgängen im kollektiven Unbewußten (die er unter den Begriff der Archetypen zusammenfaßte) Vorgänge im physischen Geschehen feststellen, denen eine Art von Archetypen (in einem „übertragenen" Sinn) zugrundeliegen müsse. Diese Deutung ergibt sich aber genausowenig wie ihre Widerlegung zwingend aus JUNGs Darstellung. Sollte sie den Sinn dennoch treffen, müßte man sich fragen, wie sich denn JUNG archetypisches Geschehen im physischen Bereich vorstellt. Diese Annahme hätte ja zur Voraussetzung, daß physische Gesetzmäßigkeiten sich auch irgendwie durch „Vererbung", Wiederholung etc. erhalten und überhaupt einstellen würden. Damit würde postuliert, daß physische (kausale) Zusammenhänge nicht auf realen Wirkungen, sondern auf irgendwelchen numinosen Agentien beruhen.

Die als „Anschauungsbegriffe" auf physisches Geschehen übertragbaren Archetypen sind aber auch „empirisch nachweisbare Entsprechungen der religiösen Dogmen" [78, 1944, 32]. Dazu GRUHLE: „JUNG sagt, daß die Archetypen des Unbewußten empirisch nachweisbare Entsprechungen der religiösen Dogmen sind. Er gebraucht das Wort empirisch. Was mag er damit meinen? Empirisch ist, daß der Kreis in manchem Traum vorkommt. Empirisch ist, daß in der Welt des objektiven Geistes der Kreis diese und jene Symbolbedeutung hat. Ob Jung es auch zur Empirie rechnet, daß immer, wenn ein Kreis auftaucht, auch jene symbolische Bedeutung gemeint ist? Ihm ist es offenbar evident. So liegt der Gedanke nahe, daß er das, was ihm evident ist, empirisch begründet nenne" [GRUHLE, H. W., 1953, 230 f.].

Die Unsicherheit JUNGs, ob nun die Archetypen der Physis oder der Psyche angehören, zeigt auch wieder eine andere Stelle:

> „Trotz oder vielleicht gerade wegen der Verwandschaft mit den Instinkten stellt der Archetypus das eigentliche Element des Geistes dar; aber eines Geistes, welcher nicht mit dem Verstande des Menschen identisch ist, sondern eher dessen spiritus rector darstellt" [20, 1964/1946, 236].

Über den „Geist" hat JUNG gesagt: „. . . denn der Geist ist etwas Höheres als Intellekt, indem er nicht nur diesen, sondern auch das Gemüt umfaßt. Es ist eine Richtung und ein Prinzip des Lebens, das nach übermenschlichen, lichten Höhen strebt" [12, 1929, 14].

Der Geist ist aber auch wieder naturbedingt. So sagt JUNG vom „Geist des Ostens", er sei „aus der gelben Erde entstanden" und unser Geist könne und solle „nur aus unserer Erde entstehen" [12, 1929, 65]. In diese Naturbedingtheit rückt denn plötzlich auch wieder der Archetyp, der nicht „aus physischen Tatsachen" hervorgehen soll: „Der Archetypus ist reine, unverfälschte Natur, und es ist die Natur, die den Menschen veranlaßt, Worte zu sprechen und Handlungen auszuführen, deren Sinn ihm unbewußt ist . . ." [20, 1964/1946, 240].

Der naturverbundene Archetyp ist auch etwa als „Bild des Triebes" bestimmt, das aber „psychologisch ein geistiges Ziel" ist, „zu dem die Natur des Menschen drängt" [20, 1967/1946, 243]. Damit wäre eigentlich eine völlige Naturbedingtheit des Archetyps gegeben. Das scheint aber nicht in JUNGs Konzept zu passen, denn, auf die Natur des Archetypus eingehend, differenziert er nun:

> „Die archetypischen Vorstellungen, die das Unbewußte vermittelt, darf man nicht mit dem *Archetypus an sich* verwechseln. Sie sind vielfach variierte Gebilde, welche auf eine an sich *unanschauliche* Grundform zurückweisen. Letztere zeichnet sich durch gewisse Formelemente und durch gewisse prinzipielle Bedeutungen aus, die sich aber nur annähernd fassen lassen. Der Archetypus an sich ist ein psychoider Faktor, der sozusagen zu dem unsichtbaren, ultravioletten Teil des psychischen Spektrums gehört. Er scheint als solcher nicht bewußtseinsfähig zu sein. Ich wage diese Hypothese, weil alles Archetypische, das vom Bewußtsein wahrgenommen wird, Variationen über ein Grundthema darzustellen scheint. . . . so erscheint es mir wahrscheinlich, daß das eigentliche Wesen des Archetypus

bewußtseinsunfähig, das heißt transzendent ist, weshalb ich es als psychoid bezeichne" [20, 1967, 244].

Der Archetyp ist „unverfälschte Natur", der Archetyp „an sich" dagegen „transzendent" oder „psychoid". Um diese Schwierigkeiten zu erklären, nimmt JUNG eine Anleihe bei der Physik auf:

> „Was immer wir von Archetypen aussagen, sind Veranschaulichungen oder Konkretisierungen, die dem Bewußtsein angehören. Aber anders können wir von Archetypen gar nicht reden. Man muß sich stets bewußt bleiben, daß das, was wir mit ‚Archetypus' meinen, an sich unanschaulich ist, aber Wirkungen hat, welche Veranschaulichungen, nämlich die archetypischen Vorstellungen, ermöglichen. Einer ganz ähnlichen Situation begegnen wir in der Physik. Es gibt dort kleinste Teile, die an sich unanschaulich sind, aber Effekte haben, aus deren Natur man ein gewisses Modell ableiten kann. Einer derartigen Konstruktion entspricht die archetypische Vorstellung, das sogenannte Motiv oder Mythologem" [20, 1967, 245].

JUNG zieht hier sehr kühn Parallelen zwischen seiner eigenen Theorienbildung und der der Physik. Die Physik geht jeweils von ganz bestimmten Fakten aus, die sie durch ein speziell entworfenes Modell zu erklären sucht. Die Fakten sind real und lassen sich durch bereits bekannte Axiome nicht erklären (sonst wäre ja auch eine neue Hypothesenbildung überflüssig). Die naturwissenschaftlichen Modelle beziehen sich zudem immer auf gegenständlich erfahrene Realitäten.

Betrachtet man dagegen JUNGS Theorienbildung, sind einige grundsätzliche Unterschiede festzustellen. Erstens ist der Realitätscharakter der von ihm konstatierten Fakten (Archetypen, Wirkungen der Archetypen) nie nachgewiesen worden. Auch wenn man Wirkungen feststellen könnte, die der Sache nach mit den Wirkungen „archetypischer" Art einigermaßen übereinstimmen würden (was nicht ohne weiteres von der Hand gewiesen werden kann), wäre abzuklären, ob tatsächlich plausible Gründe für die Annahme gerade der JUNG'schen Hypothesen sprechen. Da JUNG konkret lediglich das Vorkommen bestimmter Bilder nachgewiesen, die Motivationen, die hinter ihrem Zustandekommen stecken, aber rein spekulativ gedeutet hat, ist jede andere spekulative Theorie über die Gründe des Zustandekommens der Bilder genau so plausibel. Beispielsweise könnte eine „reduzierende" Erklärung ebenso viel Geltung für sich beanspruchen.

Die Verifikation von JUNGS Theorien nach naturwissenschaftlichem Vorbild steht noch aus und wird wohl auch nicht durchzuführen sein. Die

Sicherheit, mit der JUNG sich seiner allen konkreten Zugriffen entschlüpfenden Sprache bedient, täuscht aber oft genug vor, er operiere von einer sorgfältig fundierten Basis aus. Wie anschaulich tönt es doch, wenn er schreibt: „Wie das ‚Psychisch-Infrarote‘, das heißt die biologische Triebseele, allmählich in die physiologischen Lebensvorgänge und damit in das System chemischer und physikalischer Bedingungen übergeht, so bedeutet das ‚Psychisch-Ultraviolette‘, der Archetypus, ein Gebiet, das einerseits keine Eigentümlichkeiten des Physiologischen aufweist, andererseits in letzter Linie auch nicht mehr als psychisch angesprochen werden kann, obschon es sich psychisch manifestiert" [l. c. 246].

Es scheint, daß JUNG durch die vermeintliche Parallelität seiner eigenen Theorien zu denen der Physik verleitet wurde, seine Aussagen recht oberflächlich physikalisch zu drapieren. Dabei ließ er unbeachtet, daß etwa die Atomphysik immer noch eine Wissenschaft ist, die ihre Theorien in Experimenten zu verifizieren vermag. Wenn JUNG vom Infraroten und Ultravioletten spricht, läßt er offenbar beiseite, daß beide Enden des Spektrums physikalisch erfaßbar sind und keine Theorie darstellen. Lediglich das Moment, daß die Enden des Spektrums für unser Auge nicht erfaßbar sind, wird von ihm berücksichtigt und in eine Analogie eingebaut. „Biologische Triebseele" und „Archetypen" werden, da nicht aufweisbar, als „Psychisch-Ultraviolett" bzw. „-Infrarot" bezeichnet.

Diese, ohne nähere Begründung der Physik analog gebildete, Theorie wird dann erweitert. So sagt JUNG, die Archetypen

> „zerfallen phänomenologisch in zwei Kategorien, einerseits in die Trieb- und andererseits in die archetypische Sphäre. Erstere repräsentiert die natürlichen Antriebe, letztere jene Dominanten, die als allgemeine Ideen ins Bewußtsein treten" [l. c. 249].

Wie zwischen Infrarot und Ultraviolett sich alle Farben, so lassen sich zwischen „natürlichen Antrieben" und „allgemeiner Idee" ungefähr alle Phänomene menschlichen Lebens einordnen. Es scheint, daß dem Archetypus nicht nur ein unendlich großes Feld eingeräumt wurde, sondern daß durch die Größe dieses Feldes vielleicht unbeabsichtigt eine Paradoxie herbeigeführt wurde. Denn wie kann der Archetypus gleichzeitig „geistiger Faktor" und „dem Trieb innewohnender Sinn" sein? JUNG selbst sah dieses Problem auch, und es ist sehr bezeichnend, wie er es löste:

> „Wie der Archetypus einesteils ein geistiger Faktor, andererseits wie ein dem Triebe innewohnender, verborgener Sinn ist, so ist

auch der Geist, wie ich gezeigt habe, zwiespältig und paradox: eine große Hilfe und eine ebenso große Gefahr" [20, 1967/1946, 253].

Scheinbar hat also JUNG auch die Paradoxie in seiner Theorie gesehen, die davon herrührt, daß er dem Archetypus ein allzu breites „Spektrum" einräumte. Statt nun diese Paradoxie einer kritischen Prüfung zu unterziehen, führt uns JUNG einen neuen Akt auf dem Hochseil vor. Wie er früher argumentierte, Aussagen der Seele seien eo ipso metaphysisch real, stellt er hier lakonisch fest, der Zwiespalt und die Paradoxie seiner Theorie sei vergleichbar mit der des Geistes – womit er vermutlich meint, daß die Paradoxie der Theorie auf den menschlichen Geist zurückgehe und damit quasi naturnotwendig sei. Somit ist Paradoxie kein Hindernis, sondern – als Ingrediens des menschlichen Geistes – natürlicher Bestandteil jeder Theorie.

Aber obschon JUNG also die Paradoxie der Theorie geradezu fordert, macht er weiter „empirische", keineswegs paradoxe Aussagen über die Archetypen:

„*Archetypen sind typische Verhaltensformen*, die, wenn sie bewußt werden, als Vorstellung erscheinen, wie alles, was Bewußtseinsinhalt wird. Weil es sich um charakteristisch menschliche modi handelt, so ist es daher weiter nicht erstaunlich, daß wir im Individuum psychische Formen feststellen können, welche nicht nur bei den Antipoden vorkommen, sondern auch in anderen Jahrtausenden, mit denen uns nur die Archäologie verbindet" [20, 1967, 259].

Welches Wissen, wird der Naive ausrufen, wenn er so beiläufig nicht nur die Antipoden, sondern auch gleich nur noch archäologisch erreichbare Jahrtausende erwähnt findet. Aber mit welchem Recht stellt JUNG denn überhaupt seine Behauptungen auf? „Psychische Formen" lassen sich in der Archäologie wohl doch schwerlich bestimmen, allenfalls Kunstprodukte oder ähnliches. Ob aber diese Kunstprodukte der Wirkung der Archetypen entsprechen oder Kunstprodukte bewußt gewordene Archetypen darstellen? JUNG hat eine ganz bestimmte Theorie entwickelt und will sie nun beweisen, indem er auch die Vergangenheit mit dieser Theorie deutet. Spekulation, „Empirie" und Beweisführung bilden also einen richtigen Zirkel.

Er geht wieder auf die Physik ein:

„Von größtem theoretischen Belange ist aber die partielle oder relative Identität von Psyche und physikalischem Kontinuum, denn sie bedeutet insofern eine gewaltige *Vereinfachung*, als sie die anscheinende Inkommensurabilität zwischen der physikalischen Welt und der psychischen überbrückt; dies allerdings nicht in anschaulicher Weise, sondern auf der physikalischen Seite durch mathematische Gleichungen, auf der psychologischen durch aus der Empirie abgeleitete Postulate, nämlich Archetypen, deren Inhalte, wenn überhaupt solche vorhanden sind, nicht vorgestellt werden können" [l. c. 263].

Was besagt diese Stelle, wenn wir sie frevelhafterweise einmal logisch betrachten?
Die Identität überbrückt die Inkommensurabilität. Wie tut sie das? Nicht anschaulich, sondern auf der physikalischen Seite durch Gleichungen, auf der psychologischen durch Postulate. Und zwar durch Postulate, deren Inhalte nicht vorgestellt werden können – ja, es ist nicht einmal sicher, ob diese Postulate (Archetypen) überhaupt einen Inhalt haben.
Die Identität entfaltet eine ganz bestimmte Aktivität – sie überbrückt. Man müßte eigentlich annehmen, daß JUNG solche Aussagen aufgrund bestimmter Anhaltspunkte macht. Die Anhaltspunkte sind die Gleichungen einerseits und gewisse, nicht vorstellbare, eventuell sogar völlig inhaltlose Postulate.
Landläufig wird Postulat mit „Forderung" übersetzt. Da JUNG über seinen privaten Wortgebrauch nichts anderes anmerkt, muß man annehmen, daß ihm dieser Wortsinn auch vorschwebte. Was sind das aber für Forderungen, deren Inhalt nicht vorstellbar, ja vielleicht gar nicht existent ist? Nicht einfacher wird die Sache dadurch, daß die nicht vorstellbaren, nicht existenten Inhalte aus der „Empirie" abgeleitet sein sollen. Wie kann man aus der Empirie etwas inhaltlich nicht Bestimmtes ableiten, oder gar etwas, das überhaupt keinen Inhalt hat?
Man könnte sich versucht fühlen, die Identität von Psyche und Physis bei JUNG etwa mit der Isomorphielehre der Berliner Gestalttheoretiker zu vergleichen. Aber, wie erwähnt, kannte JUNG die Gestalttheoretiker offenbar nicht. Die relative Identität scheint vielmehr aus den kosmologischen Prämissen JUNGs hervorzugehen. So schreibt er: „Es ist nun eine psychologische Regel, daß ein Archetypus, der seine metaphysische Hypostase verloren hat, mit dem individuellen Bewußtsein identisch wird und dieses in seinem Sinne beeinflußt und umgestaltet." [124a, 1963/1951, 344].
Ein Archetypus hat also primär „metaphysische Wesenheit" und beeinflußt das Bewußtsein in seinem Sinn – ein Eingriff aus dem Kosmos. Man muß sich in Erinnerung rufen, wie vehement sich JUNG gegen den

Vorwurf gewehrt hat, Metaphysiker zu sein. Daß die „metaphysische Hypostase" eine reine Spekulation darstellt, liegt wohl auf der Hand. Es zeigt sich wieder, wie sehr JUNGS „psychologische Regeln" doch private Regeln sind und wie sehr sie von seinem vorgängig festgelegten Weltbild abhängig sind.

Er schränkt dann ein, daß er sich bewußt sei, daß er es in bezug auf die Archetypen

> „mit anthropomorphen Anschauungen zu tun habe und nicht mit wirklichen Göttern und Engeln, obschon dergleichen (archetypische) Bilder kraft ihrer spezifischen Energie sich so autonom benehmen, daß man sie metaphorisch als ‚psychische Dämonen' bezeichnen könnte. Die Tatsache der Autonomie ist sehr ernst zu nehmen" [5a, 1963/1952, 658f.].

Die Einschränkung wird aber sogleich rückgängig gemacht und das kosmologische Moment erneut in den Vordergrund gestellt: „Da wir es aber bei den Archetypen, wie eingangs gezeigt, nicht nur mit bloßen Objekten der Vorstellung, sondern auch mit autonomen Faktoren, d. h. mit lebendigen Subjekten zu tun haben, so läßt sich die Bewußtseinsdifferenzierung als die Wirkung der Intervention seitens transzendental bedingter Dynamismen verstehen. In diesem Fall wären es dann die Archetypen, welche die primäre Wandlung vollziehen" [6, 1963/1952, 503f.].

Archetypen sind so, mit JUNGS eigenen Worten ausgedrückt, „transzendental bedingte Dynamismen". Sie sind aber auch „transgressiv":

> „... indem sie nicht eindeutig und ausschließlich nur im psychischen Bereich festgestellt werden, sondern ebensosehr auch in nicht psychischen Umständen erscheinen können. (Gleichartigkeit eines äußeren physischen Vorgangs mit einem psychischen)" [98, 1967/1952, 573].

Das verdeutlicht wieder die Verankerung der Archetypen in der „Welt überhaupt".

Nun gesteht aber JUNG nicht nur – auf dem Umweg über die Archetypen – der Welt Einfluß auf das Individuum zu, sondern nimmt ebenso an, daß das Individuum imstande sein soll, quasi parapsychologische Wirkungen auszuüben. Stellen sich nämlich synchronistische Vorgänge ein, so sind sie durch die Art der vorliegenden Archetypen bestimmt:

> „Der Archetypus ist die durch Introspektion erkennbare Form des apriorischen psychischen Angeordnetseins. Gesellt sich dazu ein äußerer

synchronistischer Vorgang, so folgt er derselben Grundzeichnung, das heißt er ist in derselben Weise angeordnet" [l.c. 575].

Beispiele synchronistischer Ereignisse gibt JUNG in großer Zahl. Er malt etwa im „Roten Buch" den Philemon mit bunten Flügeln, um am nächsten Tag einen toten Eisvogel zu finden, dessen Federn gleiche Farben aufweisen etc. Zur Erklärung führt JUNG aus:

> „Die sehr verschiedenen und verwirrenden Aspekte solcher Phänomene klären sich, soweit ich dies bis jetzt festzustellen vermochte, so gut wie restlos auf durch die Annahme eines relativen Raum-Zeit-Kontinuums. Insofern ein psychischer Inhalt die Bewußtseinsschwelle überschreitet, verschwinden dessen synchronistische Randphänomene. Raum und Zeit nehmen ihren gewohnten absoluten Charakter an, und das Bewußtsein ist wieder in seiner Subjektivität isoliert. Es liegt hier einer jener Fälle vor, welche man am ehesten mit dem der Physik bekannten Begriff der ‚Komplementarität' erfassen kann. Wenn ein unbewußter Inhalt ins Bewußtsein übertritt, dann hört seine synchronistische Manifestation auf, und umgekehrt können durch Versetzung eines Subjekts in einen unbewußten Zustand (trance) synchronistische Phänomene hervorgerufen werden. Dasselbe Komplementaritätsverhältnis läßt sich übrigens ebensogut beobachten in all jenen häufigen und der ärztlichen Erfahrung geläufigen Fällen, in denen gewisse klinische Symptome verschwinden, wenn die ihnen entsprechenden unbewußten Inhalte bewußt werden" [20, 1967, 264].

Und wieder kommt JUNG auf die erwähnte „Zentralstelle" oder wie man die Idee auch immer benennen mag: „Die Tatsache des ‚absoluten Wissens' der durch keine Sinnesorgane vermittelten Kenntnis, welche das synchronistische Phänomen kennzeichnet, unterstützt die Annahme bzw. drückt die Existenz eines an sich bestehenden Sinnes aus" [98, 1967/1952, 563]. Über das Wesen des absoluten Wissens hat sich JUNG eingehend geäußert:

> „Die sogenannten finalen Ursachen setzen – man kann es drehen, wie man will – ein *Vorauswissen irgendwelcher Art*. Es ist sicherlich keine Kenntnis, die mit dem Ich verbunden wäre, also kein bewußtes, wie wir es kennen, sondern vielmehr ein an sich bestehendes oder vorhandenes ‚unbewußtes' Wissen, das ich als *absolutes Wissen* bezeichnen möchte. Es ist darunter keine Erkenntnis zu verstehen, sondern wie LEIBNIZ treffend formuliert, ein *Vorstellen*, das aus subjektlosen ‚simulacra', aus Bildern besteht, oder – vorsichtiger

ausgedrückt – zu bestehen scheint. Diese postulierten Bilder sind vermutlich dasselbe wie die von mir angenommenen *Archetypen*, die sich als formale Faktoren bei spontanen Phantasiebildungen nachweisen lassen" [l. c. 551].

JUNG setzt voraus, daß ein „Sinn" für die Koinzidenz persönlichen Erlebens und äußerer Ereignisse verantwortlich sei, eine Art Weltgeist. Dazu hält er fest: „Es handelt sich bei der Synchronizität nicht um eine philosophische Ansicht, sondern um einen empirischen Begriff, der ein der Erkenntnis notwendiges Prinzip postuliert. Das ist weder Materialismus noch Metaphysik" [98, 1967/1952, 569].
JUNG braucht, um sein Weltbild darstellen zu können, verschiedene Spekulationen. Weil diese Spekulationen der „Erkenntnis notwendige Prinzipien" sind – wobei zu fragen wäre, was denn das für eine „Erkenntnis" sei – sind sie „empirische Begriffe". Dem Vorwurf, Metaphysiker zu sein, versucht er aber immer wieder elegant auszuweichen:

„Wie jede empirische Wissenschaft braucht auch meine Psychologie Hilfsbegriffe, Hypothesen und Modelle. Der Theologe sowohl wie der Philosoph begehen aber leicht den Fehler, hierin metaphysische Setzungen zu erblicken. Das Atom, von dem der Physiker spricht, ist keine metaphysische Hypostase, sondern ein *Modell*. Gleicherweise ist mein Begriff des Archetypus oder der psychischen Energie nur eine Hilfsvorstellung, die jederzeit gegen eine bessere Formel umgetauscht werden kann. Meine empirischen Begriffe wären, philosophisch gesehen, logische Monstra und als Philosoph wäre ich eine traurige Figur" [124b, 1963/1952, 334].

Obschon JUNG von „metaphysischer Hypostase" der Archetypen gesprochen hat, leugnet er hier wieder ab, Metaphysiker zu sein. Daß seine „empirischen Begriffe" logische Monstren sind, ist freilich nicht zu leugnen. PONGRATZ schreibt denn auch zu Recht: „So reicht denn die Sinn- und Beziehungsfülle des Archetypus vom Anorganischen bis hinauf zum Geistigen. Von einem Begriff im strengen Sinn kann hier schwerlich noch gesprochen werden ... Ist dann nicht alles, was im Himmel und auf Erden ist, archetypischer Natur?" [PONGRATZ, L., 1967, 228].

Ob JUNG als Philosoph eine traurige Figur ist, möge dahingestellt bleiben. Aber die Bescheidenheit, mit der er hier wieder auf die angebliche Empirie zu sprechen kommt und sogar seine Bereitschaft erklärt, seine Hilfsvorstellungen gegen bessere Formeln „jederzeit" einzutauschen läßt doch allmählich einen gewissen Überdruß aufkommen. Es verträgt sich schlecht, daß JUNG sagt, die Wissenschaft sei auch *mit* durch den

Individuationsweg eines Wissenschaftlers beeinflußt – was nichts anderes heißt, als daß diese eine Wissenschaft für den betreffenden Wissenschaftler die einzig mögliche sei – und andererseits so tut, als wäre er bereit, seine eigenen Überzeugungen „jederzeit" gegen bessere einzutauschen. Damit würde er ja zugeben, daß seine Wissenschaft rein rational sei, was sie nun ganz entschieden nicht ist, auch in seinen eigenen Augen nicht. Was sich hier nur allzu augenfällig zeigt, ist, daß JUNG mit einer Bescheidenheit kokettiert, die er nicht im mindesten besitzt.

Er erwähnt zwar wiederholt, daß die Archetypen Hypothesen seien. Aber diese Hypothesen sind immerhin „erschlossen":

> „Auch die Archetypen sind als apriorische Vorstellungsformen ebensosehr gefunden wie erfunden; entdeckt, insofern man nicht um ihre unbewußte autonome Existenz wußte, und erdacht insofern, als ihr Vorhandensein aus vielen analogen Vorstellungsbildern erschlossen wurde" [46a, 1958, 89].

Der Hypothesencharakter wird also doch entschieden abgeschwächt.

In seinen letzten Jahren hat JUNG noch einmal versucht, seine Archetypen-Theorie naturwissenschaftlich abzustützen. So etwa, wenn er sie dem „pattern of behaviour" gleichsetzte:

> „Der … Terminus Archetypus fällt daher mit dem in der Biologie bekannten Begriff des ‚pattern of behaviour' zusammen. Es handelt sich hier keineswegs um vererbte *Vorstellungen*, sondern um *vererbte instinktive Antriebe und Formen*, wie sie bei allen Lebewesen zu beobachten sind" [76, 1958, 301].

Aber auch bereits früher finden sich Äußerungen über das pattern. So schrieb JUNG 1947:

> „Trieb und archaischer Modus koinzidieren im biologischen Begriff des *pattern of behavior*. Es gibt nämlich keinen amorphen Trieb, indem jeder Trieb die Gestalt seiner Situation hat. Er erfüllt stets ein Bild, das feststehende Eigenschaften besitzt. Der Trieb der Blattschneiderameise erfüllt sich im Bilde der Ameise, des Baumes, des Blattes, des Abschneidens, des Transportes und des Pilzgartens … Fehlt eine dieser Bestimmungen, so funktioniert der Trieb nicht, denn er kann ohne seine totale Gestalt, ohne sein Bild gar nicht existieren" [20, 1967/1947, 230].

Ob die Gedanken, die JUNG hier äußert, als naturwissenschaftlich abgesichert gelten können, soll hier nicht näher untersucht werden. Ob sich ein Trieb in Bildern erfüllen kann und wie diese Bilder nachgewiesen werden können, soll aber wenigstens beiläufig als Frage aufgeworfen werden. Sehen wir aber einmal von allen Fragwürdigkeiten ab, so zeigt sich grundsätzlich, daß JUNG sich eine Bestätigung seiner Theorien durch die Naturwissenschaft erhofft. Er teilt noch eine Hoffnung auf die Naturwissenschaft mit:

> „Nach brieflicher Mitteilung scheint es aber neuerdings zwei amerikanischen Forschern gelungen zu sein, durch Reizung des Hirnstammes die halluzinäre Vision einer archetypischen Gestaltung hervorzurufen ... Sollte sich der Gedanke einer Lokalisierung des Archetypus durch weitere Erfahrungen bestätigen lassen" [76, 1958, 311],

... so wäre schlußendlich die Arbeit geleistet, die Archetypentheorie einem naturwissenschaftlichen Fundament überzustülpen und damit erreicht, daß nun zur rein kausalen Erklärung archetypischer Ereignisse geschritten werden könnte. Durch diese endlich erlangte Kausalität würde JUNG aber gerade seine Grundüberzeugung, daß nämlich Bilder und Phantasien nicht kausal-reduktionistisch erklärt werden dürfen, ad absurdum führen. Ob ihm dieses paradoxe Ergebnis je bewußt geworden ist, ist nicht bekannt.

Die Darstellung der Archetypen-Theorie will ich mit zwei letzten JUNG-Zitaten beschließen:

> „Durch den Erkenntnisakt ‚setzen' wir die Wirklichkeit der Archetypen[21], d.h. genauer gesagt, wir postulieren auf Grund der Er-

---

[21] Wie sich BOSS diesen „Erkenntnisakt" vorstellt, erklärt er am Beispiel des „Mutterarchetypus":
„Um vom konkreten und vollen Phänomen zur Vorstellung des Mutterarchetypus zu gelangen, müssen zunächst aus der ursprünglichen Einheit des kindlichen Lebensbezuges die diesem wesensmäßig zugehörigen ‚intentionalen Gegenstände' herausgelöst und abgetrennt werden. Das sind die verschiedenen wachend oder träumend wahrgenommenen Mutterfiguren. Aus derart isolierten Objekten wird hierauf in einer nächsten Denkoperation ein nur mehr theoretisch vorstellbares, nicht mehr faktisch wahrzunehmendes logisch Allgemeines herausgezogen. Schließlich wird in einem dritten Denkschritt diese Abstraktion personifiziert und für ein ‚autonomes Wesen mit eigener Schöpfungskraft' gehalten ... Erst jetzt, als eine hypostasierte Abstraktion aus den gedanklich isolierten, ursprünglich der vollen Einheit des unmittelbar erfahrbaren Phänomens des einzelnen Lebensbezuges zugehörigen intentionalen Gegenständen, steht der Mutterarchetypus in seiner heute geläufigsten Fassung vor uns" [BOSS, M., 1952/53, 595f.].
„Von genau gleichem Wesen und analoger Herkunft sind aber auch alle anderen ‚Archetypen' ". Sie seien, sagt BOSS, „gedankliche Isolations- und hypostasierte Abstraktionsprodukte". Es sei hier nur noch einmal JUNGS Rede von der „mathematischen Schablone" erwähnt [20, 1967, 244].

kenntnis die psychische Existenz solcher Inhalte. Es soll ausdrücklich festgestellt sein, daß es sich dabei nicht bloß um Erkenntnisinhalte handelt, sondern um transsubjektive, weitgehend autonome psychische Systeme, welche mithin der Bewußtseinskontrolle nur sehr bedingt unterstellt sind und sich wahrscheinlich sogar größtenteils derselben entziehen" [112, 1964, 106].

Die Erkenntnis orientiert sich nicht etwa am Gegebenen – sie setzt Wirklichkeit. Aber diese Setzung ist keine Setzung von Wirklichkeit, sondern lediglich ein Postulat psychischer Existenz. Diese psychische Existenz ist nicht bloß Erkenntnisinhalt, sondern transsubjektiv und unterliegt damit der Bewußtseinskontrolle nur „sehr bedingt". Wenn also schon das Bewußtsein nur sehr eingeschränkt im Spiel ist, wer erteilt denn den Erkenntnisakten ihre Legitimation?
Die Legitimation ist offenbar vom guten Glauben abhängig. „Ein Archetypus ist, wie schon gesagt, ein *dynamisches Bild*, ein Stück der objektiven Psyche, das man nur dann richtig versteht, wenn man es als ein autonomes Gegenüber erlebt" [l.c. 119].
Vorgängig wird ausgesagt, was der Archetyp ist: ein Stück objektiver Psyche. Darunter ist eine Art kosmogonischen Geistes zu verstehen, wie aus andern Äußerungen JUNGs hervorgeht.
Diese Bestimmung ist für JUNG scheinbar unanfechtbar. Angefochten kann sie von Gegnern nicht werden, denn dieses Stück objektiver Psyche kann man nur verstehen, „wenn man es als ein autonomes Gegenüber erlebt" – anders ausgedrückt: wenn man genau den JUNG'schen Standpunkt einnimmt und von seinen eigenen Prämissen ausgeht.

Für das Verständnis der Archetypen ist es notwendig, sie als existierende „Gegenüber" zu akzeptieren, da man sie sonst nicht mit den richtigen Voraussetzungen anzugehen vermag. Bevor also die Hypothese kritisch angegangen werden kann, muß sie rückhaltlos akzeptiert werden. Was dann noch an Kritikmöglichkeit übrig bleibt, erinnert allerdings nur zu sehr an die Möglichkeiten, wie sie uns in den verschiedenen Gottesbeweisen vorexerziert worden sind.

Kapitelzusammenfassung

Die Archetypen sind ebensowohl Gefühl als Gedanke (S. 76), unausgefüllte Formen (S. 77), inhaltlose Bilder (S. 80) oder erklärende Umschreibungen des platonischen Eidos (S. 81). Sie sind universal verbreitete Gegebenheiten (S. 82), weder abstrakt noch konkret (S. 85), an sich unanschauliche Grundformen, deren Wesen transzendent oder psychoid ist (S. 89). JUNG bezeichnet sie auch als das Psychisch-Ultraviolette, da sie keine Eigentümlichkeiten des Physiologischen haben, aber auch nicht mehr psychisch seien (S. 90). Die Archetypen seien aus der Empirie abgeleitete Postulate, die möglicherweise inhaltlos seien (S. 92). Der Archetyp habe eine metaphysische Hypostase (S. 92), sei aber andererseits auch keine metaphysische Hypostase, sondern nur Hilfsvorstellung (S. 95). Außerdem definiert JUNG die Archetypen als anthropomorphe Anschauungen, die aber eine große Autonomie besitzen (S. 93) und deshalb nicht bloß Objekte der Vorstellung, sondern lebendige Subjekte seien (S. 93). Archetypen sind auch Formen des apriorischen psychischen Angeordnetseins (S. 93).

Archetypen werden ferner als typische Verhaltensformen, als charakteristische menschliche modi bezeichnet (S. 91). Dann regulieren sie aber wieder die Gleichmäßigkeit und Regelmäßigkeit der Anschauungen (S. 68), sind typische Formen des Auffassens (S. 69) und gewährleisten die Ähnlichkeit, ja sogar Gleichheit sowohl der Erfahrung als auch der imaginativen Gestaltung (S. 74). So gesehen, sind die Archetypen Erlebniskomplexe, die schicksalsmäßig eintreten (S. 81). Sie sind wie ein alter Stromlauf (S. 82), apriorische Vorstellungsformen (S. 96).

In einem gewissen Gegensatz zu anderen Äußerungen (Psychisch-Ultraviolettes etc.) werden dann die Archetypen aber als Engramme bezeichnet (S. 70), als anererbte Funktionsmöglichkeiten (S. 69), die Niederschläge der Erfahrungen der Ahnenreihe, aber nicht diese Erfahrungen selbst seien (S. 72). Die Archetypen sind der psychische Aspekt der vererbten Hirnstrukturen und als solche der chthonische Anteil der Seele (S. 79). JUNG bezeichnet sie auch als vererbte Möglichkeiten von Vorstellungen (S. 85). Aber trotz der erwähnten Vererbung gehen die Archetypen nicht etwa aus physischen Tatsachen hervor (S. 86), obwohl sie gewissen allgemeinen physischen Grundzügen entsprechen (S. 87), aber selbst keine Eigentümlichkeiten des Physiologischen aufweisen (S. 90).

Die Archetypen haben außerdem einen dynamischen Aspekt. Sie sind eigene lebendige Organismen, mit Zeugungskraft begabt (S. 75), die sich empirisch wie Kräfte oder Tendenzen zur Wiederholung derselben Erfahrungen verhalten (S. 76). Sie sind kraftgeladene, autonome Zentren, autonome Komplexe (S. 76), die numinos, d.h. faszinierend oder zum Handeln antreibend wirken (S. 87). Sie sind ebenfalls dynamische Bilder, ein Stück objektiver Psyche, autonome Gegenüber (S. 98).

JUNG sieht die Archetypen auch in Zusammenhang mit den Instinkten; sie sind etwa deren Manifestationsformen (S. 68), korrigieren das seelische Gleichgewicht (S. 79) als Bild des Triebes (S. 88) und sind zugleich ein dem Trieb innewohnender Sinn, der aber verborgen ist (S. 90). Die

Archetypen sind also einerseits dem Triebe innewohnend, andererseits aber das Bild des Triebes. Dann sind sie auch wieder pattern of behaviour, vererbte instinktive Antriebe und Formen (S. 96).

Im Gegensatz zu diesen biologisch-genetisch fundierten Aussagen stellt JUNG dann wieder fest, Archetypen seien Eigenprodukte des seelischen Faktors (S. 71), symbolische Bilder, die der Geist dem Naturvorgang entgegensetze (S. 75). Die Archetypen schildern angeblich, wie die Seele die physischen Tatsachen erlebe (S. 86), sind aber andererseits auch wieder das eigentliche Element des Geistes, ja dessen spiritus rector (S. 88), der also nicht einfach das pathische Moment versinnbildlicht, sondern die Erlebnisse anordnet. Die Archetypen sind nicht mehr als psychisch ansprechbar (S. 90), aber doch geistige Faktoren (S. 90).

Im Hinblick auf seine Synchronizitätstheorie stellt JUNG dann die Archetypen als psychische Parallelerscheinungen zu den physischen Realitäten dar (S. 75), die sich aber nicht nur im psychischen Bereich zeigen, sondern auch in physischen Umständen (S. 93).

Schließlich sind die Archetypen die Wurzeln der Seele in der Welt überhaupt (S. 78), die seelische Wirkung der Erde (S. 80), ja reine unverfälschte Natur (S. 88).

Ich hege nicht die Hoffnung, daß es dem Leser nach dieser Zusammenfassung wie Schuppen von den Augen falle und er nun wisse, was die Archetypen seien. Immerhin mag die Zusammenfassung die Funktion einer Lesehilfe einnehmen. Die Paradoxien, die auch aus der Zusammenfassung ersichtlich werden, können anhand der angegebenen Stellen nachgeprüft werden. In den Details stecken so viele Fragwürdigkeiten, daß ich mir versagen muß, sie zusammenfassend nochmals wiederzugeben. Sie lassen sich aber wohl auf die eine gemeinsame Ursache zurückführen: den Widerstreit von Empirie und Spekulation. Dadurch, daß JUNG einerseits auf einem naturwissenschaftlichen Standpunkt bleiben will, andererseits aber einem psychologisierten Neu-Platonismus (BOSS) huldigt und ganz klar metaphysische Aussagen macht, muß es zu Paradoxien kommen.

Es fällt auf, daß diese Paradoxien JUNG offenbar nicht im geringsten störten. Daraus darf geschlossen werden, daß das Entscheidende seines Systems für ihn nicht in einer schlüssigen, widerspruchsfreien Theorie lag, sondern in etwas anderem. Was JUNG im einzelnen äußert ist widerspruchsvoll. Wichtig erscheint demnach nicht zu sein, *was* er äußert, sondern *daß* er sich äußert. Die systematischen Formulierungen sind quasi Illustrationen eines anderen, zugrundeliegenden Prozesses, dem der Individuation JUNGs. Wie sich zeigt, geht es ihm gar nicht um etwas wie „Wahrheit" – im landläufigen Sinn – sondern um Verbreitung eines

Gedankenguts, das des consensus gentium teilhaftig werden und so, auf eigenartigen Umwegen, doch wieder letztendlich in einem soziologischen Sinne „wahr" werden soll. Wissenschaftlich ist diese Wahrheit belanglos. Ich werde im nächsten Abschnitt darzustellen versuchen, daß gerade diese Wahrheit für JUNG alles bedeutete – den Ausweg aus der Inflation.

IV. Leben und Werk C. G. Jungs

1. Jung, ein „Ergriffener"

JUNG hat FREUD vorgeworfen, seine Psychologie spiegele nur seine persönlichen Prämissen und die Naturwissenschaft des 19. Jahrhunderts wider[22]. Es sei unbedingt notwendig, dieser Psychologie eine allgemeingültige gegenüberzustellen, die auch die „Neurosen bei den Maori" zu erklären vermöge [125, 1934, 130].

Ich habe bewußt den Gegensatz FREUD – JUNG so weit wie möglich aus meiner Thematik herausgehalten, da ich nicht der Ansicht bin, man müsse nur JUNG widerlegen, um FREUD zu beweisen. Eine direkte Konfrontation scheint mir sinnlos. JUNG ist entschieden spekulativ, will dies aber nicht zugeben. FREUD dagegen deklariert seine Metapsychologie als Spekulation, ist aber daneben sicher einer der Begründer einer verstehenden Psychologie, deren Leistungen weit über das hinausgehen, was etwa die Verstehenspsychologie DILTHEYS geleistet hat. Ohne Zweifel ist FREUD der erste gewesen, der dem Individuum als solchem Gerechtigkeit widerfahren ließ, indem er neben sein Triebmodell eine Verstehenspsychologie als Arbeitsmethode stellte.

Über den Gegensatz FREUD – JUNG urteilt etwa DIETER WYSS: „FREUDS Psychologie, als verstehende Psychologie, verläßt innerhalb gewisser Bezirke nicht die empirische Nachprüfbarkeit ihrer der menschlichen Entwicklung, dem menschlichen Tun unterstellten Triebe oder Motive. Sie hat deshalb innerhalb gewisser Bereiche ‚allgemeinverständlichen Charakter'. Die Psychologie JUNGS setzt jedoch Weltanschauung in

---

[22] „Ich kann nicht sehen, wo FREUD irgendwo über seine eigene Psychologie hinausreicht und wie er den Kranken von jenem Leid entlastet, an dem der Arzt selber noch krankt" [19, 1969/1929, 387].

JUNG sagt auch, „daß die FREUD'sche Psychoanalyse bezeichnenderweise nicht nur wissenschaftliche Bemühung und Leistung ist, sondern auch psychisches Symptom, das sich, wie die Tatsache zeigt, stärker erwiesen hat als die analytische Kunst des Meisters selber" [61a, 1930, 6].

Daß JUNGS Vorwürfe nicht einer gewissen Berechtigung entbehren, scheint heute ruhig anerkannt werden zu dürfen. Der gleiche Vorwurf wird allerdings fast jedem Psychologen oder Analytiker in gewissem Ausmaß gemacht werden können. Und wenn JUNG auch sehr richtig den Splitter im Auge FREUDS sieht, heißt das nicht, daß seine eigene Sicht völlig ungetrübt ist. Aber darauf soll an anderer Stelle eingegangen werden.

wesentlich komplexerem Sinne voraus und ist deshalb nicht als ‚allgemeinverständlich' zu bezeichnen" [WYSS, D., 1966², 400].

Freilich stehen solche Feststellungen nicht unbestritten da. WOLFF charakterisiert JUNG wie folgt: „Er ist in erster Linie und temperamentmäßig Empiriker; . . . Das apriorische Aufstellen von Systemen oder die antizipierende Spekulation ständen nicht nur im völligen Widerspruch zu seinem Gewissen, sondern trübte auch den weiten und vorurteilslosen Blick . . ." [WOLFF, T., 1959, zitiert nach HERWIG]. Daß Spekulationen bei JUNG tatsächlich Gewissenskonflikte hervorriefen, scheint doch recht unwahrscheinlich. Wir können uns auf ihn selbst berufen: „Alles Neue des menschlichen Geistes geht aus der Spekulation hervor" [22, 1968/ 1908, 214]. Auch in bezug auf die Vorurteilslosigkeit scheint WOLFF viel sicherer als JUNG, der sagt: „Die analytische Psychologie gehört grundsätzlich zur Naturwissenschaft, unterliegt aber den persönlichen Voraussetzungen des Beobachters viel mehr als irgend eine andere Wissenschaft" [49, 1962, 204].

Ich glaube durch meine Arbeit nachzuweisen, daß JUNG unmöglich als Naturwissenschaftler bezeichnet werden kann. Er kann schon aus dem einen Grund nicht Naturwissenschaftler sein, weil der Gegenstand seiner Forschungen eine naturwissenschaftliche Verifikation gar nicht zuläßt. Er kann nie beweisen, daß aus einem zugrundeliegenden Archetypus A eine archetypische Vorstellung B resultiert – weil er B nie rein zu sehen bekommt, sondern immer erst erschließen muß, daß dieses Phantasiegebilde gewisse Bezüge zu einem schon andernorts konstatierten Grundmuster aufzuweisen scheint. Wenn aber nicht einmal feststeht, daß B wirklich B ist, wie soll dann ein quasi kausaler Zusammenhang konstatiert werden?

JUNG sah diese Schwierigkeit offenbar nicht und gab damit GARDNER MURPHY Anlaß zu einer recht bösartigen Kritik: „Es stellt lediglich eine freundliche Übertreibung dar, festzustellen, JUNGS Methode in der Argumentation sei etwa, zu sagen, weil A irgendetwas wie B sei, und B – unter gewissen Umständen – etwas Gemeinsames mit C aufweise; C aber gelegentlich verdächtigt worden sei, mit D in Zusammenhang zu stehen; der Schluß in ausgewachsener ‚logischer' Form nicht anders lauten könne als A = D. Als *wissenschaftliche* Aussage ist dies bedeutungslos" [Zit. nach BROWN, J.A.C., 1961, 45. Von mir übersetzt].

Wenn so die Frage nach dem naturwissenschaftlichen Charakter von JUNGS Lehre wohl mit einiger Berechtigung verneint werden kann, läßt sich doch nicht mit gleicher Sicherheit beurteilen, ob JUNG denn zu den Geisteswissenschaftlern zu zählen sei. PONGRATZ etwa rechnet JUNG zu den Geisteswissenschaftlern [1967, 229]. POEPPIG sagt etwas vorsichtiger:

„Diese Persönlichkeit paßt in keine Rubrik, welche die gegenwärtige Wissenschaft für einen Forscher übrig hat" [POEPPIG, F., 1963, 19].

Hat es überhaupt einen Sinn, die Frage zu stellen? Was sind denn die Geisteswissenschaften? Im großen und ganzen scheint die Tendenz zu bestehen, alles, was sich irgendwie mit dem „Geist" beschäftigt, was wissenschaftlich recht fragwürdig ist oder in keine andere Wissenschaftskategorie paßt, in den großen Sammeltopf der „Geisteswissenschaften" zu werfen. Da schmoren dann gemeinsam die größten Spekulanten, Phänomenologen, Psychopathologen und bilden ein recht undefinierbares Ragout. Der Begriff der Geisteswissenschaften scheint mir zu vage, um JUNG an ihm messen zu können. Dagegen scheint mir die Frage etwas leichter, ob JUNG als Philosoph bezeichnet werden könne.

Von der Philosophie ein Idealbild zu entwerfen und ihn dann daran zu messen, ist sinnlos. Aber aus seinen Äußerungen selbst läßt sich ein recht plastisches Bild seiner Stellung zur Philosophie gewinnen.

JUNG beruft sich auf den „phänomenologischen Standpunkt". Das ist sicher nicht etwa im HUSSERL'schen Sinne zu verstehen. Daß JUNG überhaupt eine Ahnung von der modernen phänomenologischen Richtung hatte, ist nicht anzunehmen. Es ist recht erschreckend, die Bibliothek dieses Mannes, der von sich selbst sagte, er habe den „süßbitteren Trank der kritischen Philosophie nie verschmäht", auf moderne Autoren abzuklopfen. Nur einige „phänomenologische" Autoren seien aufgezählt, die nicht in JUNGs Bibliothek stehen: E. HUSSERL, M. HEIDEGGER, J.P. SARTRE, N. HARTMANN, F. BRENTANO, C. STUMPF, A. PFÄNDER, M. GEIGER, P. RICOEUR; von Autoren in der Nähe der Phänomenologie finden sich lediglich Schriften von M. BOSS (1), L. BINSWANGER (1), M. SCHELER (2), TH. LIPPS (1). Das scheint zu belegen, daß JUNG mit dem „phänomenologischen Standpunkt" sicher lediglich seine recht eigenwillig verstandene Empirie meinte.

Man könnte JUNG aber einen spekulativen Philosophen nennen – nur hat er das abgelehnt und sich immer wieder als Empiriker bezeichnet. Das Unvermögen, die Relativität seiner spekulativen Aussagen einzusehen, wie überhaupt das bei einem spekulativen Philosophen kaum denkbare Beharren auf „Naturwissenschaftlichkeit", stellen JUNGs Stellung innerhalb der spekulativen Philosophie in Frage. Der kühne Zug, den viele spekulative Systeme haben, fehlt bei JUNG oder wird jedenfalls dadurch verwässert, daß er sich immer hinter der vorgeblichen Empirie des praktischen Arztes verschanzt, der vor lauter Arbeit und Praxis gar nicht dazu kommt, zu philosophieren.

Wenn man die Philosophie ganz grob in eine phänomenologische und eine spekulative Hälfte aufteilt – eine Aufteilung, die sicher fragwürdig ist, aber im Zusammenhang mit unserer Hauptfrage, ob JUNG Empiriker oder Spekulant sei, eine gewisse Berechtigung hat – wird man wohl sagen dürfen, daß er weder auf die eine noch auf die andere Seite gehört.

Ist JUNG dann Psychologe? Die Kriterien dafür, wann jemand als Psychologe zu bezeichnen sei, maße ich mir nicht an aufzustellen. JUNG gibt aber selbst gewisse Anhaltspunkte für seine Kriterien, die man wohl auch auf ihn wird anwenden dürfen. Über FREUD schreibt er: „Er war kein Psychiater, kein Psycholog und kein Philosoph" [4, 1939, 157] sondern er war „ein ‚Ergriffener' " [l. c. 159]. Was das zu bedeuten hat, ist nach meinen früheren Darstellungen leicht verständlich: FREUD war, als Produkt des „Zeitgeistes", ein Bekenner, ein von einer bestimmten Idee Besessener. Nicht er macht die Idee, sondern die Idee macht ihn. Deutlich sagt JUNG: „Wie NIETZSCHE, wie der Weltkrieg, so ist auch FREUD, wie sein literarisches Gegenstück JOYCE, eine Antwort auf die Krankheit des 19. Jahrhunderts" [93, 1932, 125][23].

---

[23] JUNG hat eine Rezension zum „Ulysses" veröffentlicht (117a, 1932), die er einen „Monolog" nannte. Er gibt in diesem Monolog seine privaten Eindrücke während der Lektüre wieder. Mit „Verzweiflung im Herzen" las er bis Seite 135, wobei er zweimal einschlief. Der „hilfreiche Schlaf" habe die „Energieverschwendung gütig" unterbrochen. Auf Seite 135 angelangt, „verfiel ich endgültig in Tiefschlaf". JUNG vermutet, daß bei JOYCE ein „Eingeweidedenken" vorliege. JOYCE „langweilt mich zu Tränen", sagt er. Er ist auch großzügig: „Es würde mir nie einfallen, den ‚Ulysses' für ein schizophrenes Produkt zu erklären". Der Ulysses ist aber „in tiefstem Sinne ‚kubistisch' ".
Dann läßt JUNG die Katze aus dem Sack: „*Loslösung des Bewußtseins* ist das Ziel, das hinter der Nebelwand dieses Buches aufdämmert". Was im Ulysses geschehen ist, umschreibt JUNG als „Loslösung des menschlichen und seine damit verbundene Annäherung an das ‚göttliche' Bewußtsein" – also genauer gesagt: die kosmologisch fundierte Individuationstheorie JUNGs ist im Ulysses künstlerisch nachempfunden worden. „Nicht nur ist er" – Ulysses – „ein Christ, sondern sogar – höherer Ruhmestitel – Buddhist, Shivait und Gnostiker".
Nachdem es JUNG gelungen ist, JOYCE und Ulysses auf 37 Seiten in seine eigene Weltanschauung hineinzuinterpretieren, bemerkt er in einem Nachsatz erleichtert: „Es geht jetzt mit der Lektüre von ‚Ulysses' schon ganz leidlich vorwärts".
JUNG projiziert seine eigene Weltanschauung in den Ulysses hinein. Die Annäherung an das „göttliche Bewußtsein" sei der Zweck des Werks. Wie JUNG einmal sagte: „Die Götter sind Krankheiten geworden, und Zeus regiert nicht mehr den Olymp, sondern den Plexus solaris und verursacht Curiosa für die ärztliche Sprechstunde" [12, 1929, 47]. Der Ulysses stellt für JUNG offenbar ein solches Kuriosum dar und zugleich – nach der Theorie, daß das Symptom schon die Heilung in sich trage – versinnbildlicht er auch schon den Heilsweg: die „Annäherung an das ‚göttliche Bewußtsein' ".
Hier zeigt sich beispielhaft, wie JUNG mit Werken und Gedanken anderer Autoren umsprang. Sie werden auf seine eigenen Ansichten rückprojiziert und so recht unproblematisch bewältigt. Genauso hatte er ja NIETZSCHE auf seine Inflationstheorie reduziert: „NIETZSCHE hatte den Boden unter den Füßen verloren, weil er nichts anderes besaß als die innere Welt

Aber wie FREUD, NIETZSCHE und JOYCE hat JUNG auch sich selbst als Produkt des „Zeitgeistes" dargestellt (vergl. Kapitel „Weltbild"). Er tat es zwar mit der Absicht, seinen Theorien dadurch eine ganz besondere, erdhafte Würde zu verleihen, sozusagen ein Unfehlbarkeitsdogma. Im Hinblick auf seine Beurteilung als Psychologe wendet sich aber diese Selbstcharakterisierung gegen ihn selbst. Als Produkt des Zeitgeistes ist er, wie nach seinen eigenen Aussagen FREUD, kein Psychologe, sondern ein „Ergriffener", „Bekenner" und „eine Antwort auf die Krankheit des 19. Jahrhunderts".

2. Zur Kritik am Wissenschaftler Jung

Insofern die Archetypen-Theorie in den Augen JUNGs nicht eine Spekulation darstellt, sondern als Wissenschaft, ja sogar als Naturwissenschaft aufgefaßt werden soll, war zu untersuchen, ob sie diesen Ansprüchen genügen kann. Das Resultat einer solchen Untersuchung ist davon abhängig, was man unter Wissenschaft versteht.
Wissenschaftliche Darstellung und Diskussion sollte frei sein von vorgefaßten Meinungen, die sich nicht aus Sachverhalten ergeben. Metaphysische Prämissen sind als Ausgangspunkt einer Wissenschaft untauglich – es sei denn, man begreift unter Wissenschaft auch spekulative Philosophie.

Der philosophischen Spekulation soll damit von ihrer Würde nichts genommen werden – sofern sie Philosophie sein will, und nichts als Philosophie. Dagegen scheint Kritik notwendig, wenn die Grenzen zwischen spekulativer Philosophie und Wissenschaft verwischt werden – zumal, wenn unter Wissenschaft das Bemühen verstanden wird, das uns im Leben faktisch Begegnende zu begreifen. Dieser Wissenschaftsbegriff muß nicht materialistisch oder behavioristisch sein.
Gewisse „Wirkungen" beobachtend, erschließt JUNG rein hypothetisch und spekulativ deren „Ursache" – eben die Archetypen. Daß JUNG „Wirkungen" beobachtet hat, sei ihm unbenommen. Daß diese Wirkungen aber nun gerade Wirkungen von Archetypen und nicht beispielsweise Wirkungen neurotischer „Mechanismen" seien, ist eine Annahme, die ebensogut oder ebensoschlecht durch die Annahme irgend eines anderen Agens ersetzt werden kann. Wieso soll zum Beispiel nicht Gott die Archetypen ersetzen können oder irgendeine Naturkraft? JUNG sagt ja denn in diesem Sinne auch, er sei, um „wenigstens die gröbsten Prä-

Fortsetzung von Seite 105
seiner Gedanken – die überdies ihn mehr besaß als er sie" [49, 1962, 193]. Daß NIETZSCHE eventuell nicht lediglich einer „Inflation", sondern primär einer körperlichen Krankheit, die sein Gehirn zerstörte, zum Opfer gefallen ist, zieht der Arzt JUNG nicht in Erwägung.

judizien zu vermeiden" geneigt, „alle möglichen Götter anzuerkennen, vorausgesetzt, daß sie in der menschlichen Seele wirken" [92, 1931, 79].

Er hat von Anfang an erklärt, die Neurosentheorie reiche bei der Beurteilung archetypischen Geschehens nicht aus. Nach der bekannten Manier könnte man das psychologistisch als „Widerstand" deuten. Wie schon KUNZ gezeigt hat, ist diese Methode unfruchtbar [KUNZ, H., 1931]; an ihre Stelle muß eine systematische Auseinandersetzung treten, die ich hier auch in großen Zügen dargestellt habe.

Wenn sich aber der Kritiker des Psychologismus zu enthalten hat, muß dies auch vom Kritisierten gefordert werden. JUNG wirft nun gerade denjenigen Kritikern Psychologismus vor, welche an dogmatischen Ansichten wie der des „autonomen Komplexes" und der der „Archetypen" Anstoß nehmen, ohne aber im eigentlichen Sinne zu psychologisieren:

> „Psychologismus darf meines Erachtens nur einem Intellekt vorgeworfen werden, welcher die genuine Natur des autonomen Komplexes leugnet und ihn rationalistisch als Folge bekannter Tatsachen, d. h. als uneigentlich erklären möchte. Dieses Urteil ist genau so arrogant, wie die ‚metaphysische' Behauptung, die über die menschlichen Grenzen hinweg eine nicht erfahrbare Gottheit mit der Bewirkung unserer seelischen Zustände zu betrauen versucht" [12, 1929, 67f.].

JUNG wirft seinen Kritikern „Psychologismus" vor. Darunter versteht er aber eigentlich eine Meinungsdifferenz, welche lediglich mit dem diffamierenden Begriff belegt wird – wohl in polemischer Absicht. Etwas erheiternd wirkt die Stelle dadurch, daß JUNG seinen Kritikern „Urteile" als „arrogant" in die Schuhe schiebt, die sich vorwiegend in seinem eigenen Werk finden. Was er über Zeus, das „absolute Wissen", die „Zentralstelle" etc. ausgesagt hat, ist demnach „arrogant" – eine Selbstkritik, die wohl kaum beabsichtigt war.

Was wir im Leben beobachten können, sind Wirkungen. Können wir bestimmte Wirkungen experimentell durch geeignete Versuchsanordnungen wiederholen, so nehmen wir an, den Zusammenhang zwischen Ursache und Wirkung naturwissenschaftlich zutreffend beschreiben zu können, auf faktische Zusammenhänge gestoßen zu sein. Beziehen wir in eine bestimmte Versuchsanordnung Wasser, Feuer und ein Thermometer ein, so können wir berechtigterweise das Ansteigen des Thermometers auf das Feuer zurückführen.

Spricht nun JUNG von einer ganz bestimmten Wirkung, die er erlebt hat, so ist es ihm unbenommen, dieser Wirkung, die für ihn offenbar unleug-

bar ist, einen bildhaften Namen zu geben, zum Beispiel „Archetyp".
Bis dahin steht fest, daß es für ihn so eine Wirkung gibt und daß er sie
nach seinem Dafürhalten benannt hat. Die Deutung, die er aber nun
diesem einmal so genannten „Archetyp" gibt, beruht nicht mehr auf
Beobachtung eines faktischen Zusammenhanges, sondern stellt lediglich
eine gedanklich unverbindliche Rückführung einer „beobachteten"
Wirkung auf eine hypothetische Ursache dar.

Weder läßt sich Wirkung und Archetyp – wie im Experiment – in einen
beobacht- und wiederholbaren Zusammenhang bringen, noch besteht
ein zwar nicht „verstehbarer", aber doch faktisch vorhandener Zusammenhang wie bei Leben und Tod.

Daß jedem Tod ein Leben vorangegangen ist, ist gewiß; daß irgend einer
Wirkung ein Archetyp zugrunde liegen soll, ist dagegen vorläufig noch
Spekulation.

Dabei ist eine Einschränkung zu machen. Wenn gewisse Züge von
Erlebnissen, die JUNG als „archetypische" beschreibt, Züge von fakti-
schen Erlebnissen seines eigenen Lebens sind, dann gewinnt der Archetyp –
als Umschreibung dieser ganz konkreten Erlebnisse – für seine eigene
Existenz eine gewisse Gültigkeit, wenn man von den metaphysischen
Hypostasierungen absieht. Also beispielsweise das Überwältigtwerden
oder das Vernehmen eines Aufrufs, so und so zu handeln, kann für
JUNG einen unanzweifelbaren Erlebnischarakter gehabt haben. Dieses
Erlebnis versuchte er sich durch den Begriff des Archetypen zu erklären.

Wenn JUNG nun aber von einem Versuch, eigenes Erleben irgendwie zu
deuten, übergeht zur Behauptung, seine Deutung sei allgemeinverbind-
lich, und wenn er schließlich sogar eine Wesenheit „Archetypus"
hypostasiert, hat er sich als angeblicher Empiriker einen Übergriff
erlaubt.

3. Versuch einer verstehenden Annäherung

Die Kritik des letzten Abschnitts richtet sich gegen den Anspruch JUNGs,
wissenschaftlich zu sein. Wenn es nun lediglich darum ginge, die Bedeutung von JUNGs Werk für eine rationalphänomenologisch ausgerichtete
Psychologie zu untersuchen, wäre meine Arbeit hier wohl zu einem vorläufigen Ende gekommen, da doch einige Hauptzüge kritisch herausgestellt und gewürdigt worden sind.

Es scheint mir aber, daß eine Persönlichkeit wie C. G. JUNG – die durch
unklare Ausdrucksweise oft genug beim Leser Ärger hervorruft, um im
nächsten Moment durch ihr vielfältiges und rational nicht zu ergründen-

des Schillern zu faszinieren – ganz besonders dazu reizt, den „Sinn" ihres Lebens, der sich auch im Werk ausspricht, verstehen zu wollen.

Damit kommen wir zu einer grundsätzlich anderen Betrachtungsweise. Ging es vorher darum, Stichhaltigkeit, „Richtigkeit", Methode etc. quasi an einer „Norm" zu *messen*, also von außen zu bewerten, so muß nun versucht werden, die Theorien JUNGs sozusagen von innen her zu *verstehen*.

Eine Diagnose – HERWIG spricht in bezug auf JUNG etwa von „existenzieller Schizophrenie" – ist hier bedeutungslos. Wir wollen ja gerade nicht wissen, wo JUNG in einer Skala, die von gesund bis krank oder von normal, genial bis verrückt reicht, künstlich einzuordnen ist. Das wäre lediglich von Belang im Hinblick auf seine wissenschaftliche Bedeutung, unser Verstehen dagegen bringt es nicht weiter.

Wer JUNG etwa so lesen wollte, wie LANGE-EICHBAUM GOETHE las, würde sicher zu ganz konkreten Resultaten kommen. Ob diese Resultate allerdings einen Wert hätten, sei dahingestellt. Wenn ich biographische Details mit berücksichtige, tue ich es aus einem anderen Grund. Auch biographisches Material kann in unserem Zusammenhang wertvoll sein, indem es uns erlaubt, gewisse Absichten oder Formulierungen JUNGs zu verstehen – nicht aber, eine Diagnose abzuleiten.

Für das Verstehen wäre es von unschätzbarem Wert, wenn JUNGs Nachlaß der Öffentlichkeit zugänglich wäre. Sehr aufschlußreich dürfte sicher die Veröffentlichung etwa des „Roten Buches" sein. JUNGs künstlerische und mystische Seite kommt darin vermutlich deutlicher als anderswo zum Ausdruck.

Daß zur Zeit aus dem Nachlaß nur Teile veröffentlicht werden, ist bedauerlich. Wenn JUNG einmal betonte, er gehöre der Öffentlichkeit, müßte man daraus auch Ernst machen und alle Dokumente veröffentlichen. Vermutlich würde die Veröffentlichung des Nachlasses ganz neue Momente in die JUNG-Interpretation bringen. Beim gegenwärtigen Publikationsstand läßt sich schon jetzt mit Bestimmtheit sagen, daß das letzte Wort über JUNG noch nicht gefallen ist. Daß dem, was wir heute als JUNGs System ansehen, durch die noch zurückgehaltenen Schriften ein Stoß versetzt werden könnte, halte ich für durchaus möglich, denn

> „bekanntlich sind im Geiste des Schöpfers neuer Anschauungen die Dinge weit flüssiger oder biegsamer als im Geiste der Nachfolger, denen die lebendige Gestaltungskraft fehlt und die diesen Mangel stets durch dogmatische Treue ersetzen, gerade so, wie der Gegner sich auch nur an Worte klammert, weil ihm der lebendige Inhalt nicht gegeben ist" [119, 1969/1913, 193].

Ähnlich deutlich an anderer Stelle:

> „Natürlich schließen sich die Jünger stets zusammen, nicht etwa aus Liebe, sondern in dem wohlverstandenen Interesse, durch Erzeugung einer kollektiven Zusammenstimmung mühelos in der eigenen Überzeugung gefestigt zu werden. ... Man fühlt die ganze Würde und Last eines solchen Amtes und erachtet es als höchste Pflicht und sittliche Notwendigkeit, alle Andersdenkenden zu verunglimpfen, Proselyten zu werben und der Menschheit überhaupt ein Licht aufzustecken – genau wie wenn man selbst der Prophet wäre" [30, 1964, 187].

Nun hat JUNG ja eine Art Autobiographie veröffentlicht, die das Verstehen des Zusammenhangs von Leben und Werk sehr erleichtert. Er nahm sie im Alter von 82 Jahren in Angriff und bewies mit ihrer Veröffentlichung einen erstaunlichen Mut. Visionen über Visionen, Geisterspuk, ein Abschnitt „Über das Leben nach dem Tode" – an diesem Buch ist alles unfaßbar. Keinesfalls stellt es aber einfach eine „große Konfession" dar, denn vieles bleibt unberührt, was in einer „Konfession" nicht unberührt bleiben könnte. Zum Beispiel fällt über die Nazizeit kein Wort.

Vor allem legt der Band Zeugnis ab davon, daß JUNG eine ganz unerhörte Phantasie gehabt haben muß. Er hatte es in der Hand, „systematische Phantasien" und Visionen zu produzieren, war offenbar äußerst suggestibel und gibt teilweise Schilderungen von einer derartigen Plastizität und Dämonie, daß man sich in die Romantik zurückversetzt fühlt. Von einem Dampfer des Norddeutschen Lloyd schreibt JUNG während der Atlantik-Überquerung an seine Frau und schildert die Erlebnisse während eines Sturms auf See:

> „... Die Gegenstände im Zimmer hatten alle Leben gewonnen: das Kanapeekissen kroch im Halbdunkel auf dem Boden herum, ein liegender Schuh richtete sich auf, blickte erstaunt um sich und begab sich dann leise schlürfend unters Sofa, der stehende Schuh legte sich müde auf die Seite und fuhr dem anderen nach. Nun änderte sich aber das Schauspiel. Wie ich merkte, waren die Schuhe unters Sofa gegangen, um dort meinen Sack und die Handtasche zu holen; nun zog die ganze Gesellschaft hinüber zum großen Koffer unters Bett; ein Ärmel meines Hemdes auf dem Sofa winkte ihnen sehnsüchtig nach, im Innern der Kästen und Schubladen rauschte und klapperte es. Plötzlich erkrachte unter meinem Boden ein furchtbares Tosen, Knattern, Prasseln und Klirren. Unten ist nämlich ein Küchenraum. Dort waren mit einem Schlag fünfhundert Teller aus

ihrer todähnlichen Befangenheit erwacht und hatten durch einen kühnen Sprung ihrem nichtigen Sklavendasein ein rasches Ende gemacht. Rings in den Kabinen verrieten unaussprechliche Seufzer die Geheimnisse des Menus. Ich schlief herrlich, und heute morgen beginnt der Wind von einer anderen Seite" [49, 1962, 369 f.].

Hinter der ganzen Schilderung steckt eine großartige Phantasie. Zweimal stellen wir einen kleinen Stilbruch fest: die Teufelei, die ein richtiges Eigenleben entwickelt hat, wird etwas relativiert, da JUNG einmal „merkt", was los ist, sich also als Beobachter persönlich einführt; das andere Mal erklärt er, was „nämlich" unten gewesen sei. Auch dieser Stilbruch ist verständlich, denn schließlich schrieb JUNG nicht eine Geistergeschichte, sondern einen Brief an seine Frau. Der souveräne Schluß dokumentiert dann wieder eindeutig, daß wir uns im 20. Jahrhundert befinden. JUNG hört halb belustigt zu, wie die anderen Passagiere sich übergeben müssen. Seiner Bärennatur vermag der Sturm nichts anzuhaben, er schläft herrlich. Den ganzen Spuk mit einem Satz beiseitewischend, fügt er bei, daß der Wind umschlage, womit er wieder zur realen Welt zurückgekehrt ist.
Einige dieser stilistischen Merkmale scheinen mir charakteristisch auch für seine wissenschaftlichen Äußerungen. Das dämonische Gebaren der Archetypen wird von JUNG ähnlich distanzlos beschrieben. Wo JUNG naturwissenschaftliche Erklärungen zu geben versucht, hat man oft denselben Eindruck des Stilbruchs. Und schließlich stellt oft genug die scheinbare theoretische Bewältigung der Phänomene durch JUNG den Versuch dar, das Unheimliche zu bannen und als reales, erklärbares Geschehen in die entzauberte Lebenswelt hereinzuholen.

Nun kann man aber den „Erinnerungen" nicht ohne eine gewisse Skepsis gegenübertreten. Etwa die Aufspaltung seiner Person in eine Nr. 1 und eine Nr. 2 wird man wohl eher als eine Rückprojektion JUNG'scher Theorien auf die eigene Person betrachten müssen („autonome Komplexe"), da man sich sonst doch irgendwie gezwungen fühlen müßte, den Tatbestand quasi klinisch zu betrachten. Daß dazu keine Berechtigung besteht, beweist meiner Meinung nach schon ein einziges Werk wie die Arbeit über die Dementia praecox, deren Wert in der Geschichte der Psychiatrie nicht bestritten werden kann.

a) Schopenhauer und der imbezille Schlosserlehrling

JUNG stellt den Fall eines Schlosserlehrlings dar, der von einer Idee „besessen" war, die in ähnlicher Form SCHOPENHAUER in sein System eingebaut hatte. Der Schlosserlehrling, der einer Inflation zum Opfer gefallen ist, „denkt und spricht nicht mehr, sondern *es* denkt und spricht in ihm, darum hört er Stimmen" [30, 1964/1928, 158]. Schopenhauer dagegen hat die Ideen, die beim Lehrling zur Inflation führten, „abstrahiert und in allgemeingültiger Sprache ausgedrückt" [l. c.]. Das macht nach Jung den Unterschied aus zwischen einem Kranken und einem Philosophen: „Aber nur der ist ein genialer Philosoph, dem es gelungen ist, die primitive und bloß natürliche Vision zur abstrakten Idee und zum bewußten Allgemeingut zu erheben" [l. c.].

Er bemerkt zum Lehrling: „Die unzweifelbare Größe der Anschauung blies *ihn* zu krankhafter Ausdehnung auf, anstatt daß er sich der Idee bemächtigte und *sie* zur philosophischen Weltanschauung erweiterte".

Über die Idee an sich sagt Jung überhaupt nichts aus. Das einzige belangvolle Moment ist die Art und Weise, mit der Idee umzuspringen. Die Idee an sich ist weder wichtig noch muß sie einer Beurteilung unterworfen werden; nur die Art, wie sie ausgewertet wird, zählt: „Die goldenen Äpfel stammen vom gleichen Baum, ob nun ein imbeziller Schlosserlehrling oder ein Schopenhauer sie aufliest" [l. c.]. Diese Stelle eignet sich wie kaum eine andere, zum Verständnis der Zusammenhänge zwischen Jungs Werk und seinem Leben beizutragen.

b) Jungs Wahrheitsbegriff

Jung schreibt an anderer Stelle: „Die Idee ist psychologisch wahr, insoweit sie existiert. Psychologische Existenz ist subjektiv, insoweit eine Idee nur in einem Individuum vorkommt. Aber sie ist objektiv, insoweit sie durch einen consensus gentium von einer größeren Gruppe geteilt wird" [81, 1963/1940, 2]. Dieser Standpunkt sei „auch derjenige der Naturwissenschaft ... Ein Elefant ist wahr, weil er existiert. Der Elefant ist weder ein logischer Schluß noch eine Behauptung, noch ein subjektives Urteil eines Schöpfers. Er ist einfach ein Phänomen" [l. c. 3].

Lesen wir die Zitate im Zusammenhang, so ergibt sich folgende Grundaussage, die wohl Jungs ganzer Wissenschaft zugrunde liegt: Eine Idee kann entweder jemanden „besitzen" und damit zur Inflation führen, oder sie kann zur philosophischen Weltanschauung erweitert werden. Ist diese Weltanschauung lediglich die eines Individuums, bleibt sie subjektiv. Gelingt es dagegen, diese Weltanschauung zu verbreiten und einen consensus gentium herzustellen, so ist sie objektiv wahr.

Es zeigt sich hier schlagartig, daß der Jung'sche Wahrheitsbegriff überhaupt nichts mehr gemein hat mit irgendeinem Wahrheitsbegriff. Irgendeine Idee wird wahr, wenn nur genügend Leute dran glauben. Auch bezieht sich Jungs Wahrheit nicht mehr auf ein Urteil, sondern wird gleichgesetzt mit Existenz von irgendetwas. Wahr ist ein Elefant, weil er existiert; wahr ist auch eine Idee, weil sie existiert und von mehreren geglaubt wird.

Hier stellt sich JUNG außerhalb jedes möglichen Diskussionsrahmens. Er benutzt Ausdrücke und Begriffe, die ganz eindeutig festgelegt sind, in einer völlig willkürlichen und privaten Weise und verhindert dadurch, daß die Kritik einen Boden (die gemeinsame, sich an bestimmte Definitionen haltende Begrifflichkeit) hat, auf dem sie sich mit JUNG auseinandersetzen kann. Wird etwa JUNGS Wahrheitsbegriff als absurd dargestellt, kann JUNG sogleich erwidern, er meine ja gar nicht die Wahrheit der traditionellen Philosophie, sondern eine ganz andere. Andererseits bezeichnet er seine eigene Anschauung von Wahrheit dann wieder als „objektiv" – eine babylonische Sprachverwirrung.

Vom rationalen Standpunkt her sind viele von JUNGS Aussagen nicht mehr qualifizierbar. FROMM schreibt etwa: „JUNGS Anwendung der Konzeption der Wahrheit ist unhaltbar. Er behauptet, ‚die Wahrheit ist eine Tatsache und kein Urteil‘ und ‚ein Elefant ist wahr, weil er existiert‘. Aber er vergißt, daß Wahrheit sich immer und notwendigerweise auf ein Urteil bezieht und nicht auf die Beschreibung einer Erscheinung, die wir mit unseren Sinnen wahrnehmen und mit einem Wortzeichen benennen. JUNG stellt fest, eine Idee sei ‚psychologisch wahr, insofern sie existiert‘. Aber eine Idee ‚existiert‘ unabhängig davon, ob sie eine Täuschung ist oder einem Sachverhalt entspricht. Das Vorhandensein einer Idee macht sie noch in keinem Sinne ‚wahr‘. Sogar der praktizierende Psychiater kann nicht arbeiten, ohne sich um die Wahrheit einer Idee zu bekümmern, oder, anders gesagt, um ihre Beziehung zu der Erscheinung, die sie wiederzugeben wünscht, sonst vermöchte er nicht von Selbsttäuschung oder einer paranoiden Verfassung zu sprechen" [FROMM, E. 1966, 24].

„JUNG ist nicht blind gegenüber den Schwierigkeiten seiner Position, aber die Art, wie er sie zu lösen sucht, ist leider unhaltbar. Er versucht, zwischen ‚subjektiver‘ und ‚objektiver‘ Existenz zu unterscheiden, obwohl die Dehnbarkeit dieser Ausdrücke offenkundig ist. JUNG scheint zu denken, daß etwas Objektives gültiger und wahrer ist als etwas nur Subjektives. Sein Kriterium für den Unterschied subjektiv und objektiv hängt davon ab, ob eine Idee nur in einem Individuum lebendig ist oder von einer Gesellschaft aufgestellt ist. Aber waren wir nicht Zeuge einer ‚folie à millions‘, eines Massenwahns in unserer eigenen Zeit? Haben wir nicht erlebt, daß Millionen von Menschen, von ihren irrationalen Leidenschaften verführt, an Ideen glaubten, die nicht weniger trügerisch und vernunftwidrig sind als die Hirngespinste eines einzigen Individuums? Was hat es zu bedeuten, wenn man sie für ‚objektiv‘ erklärt? ... Genauer gesagt, es handelt sich dabei um einen soziologischen Relativismus, der die gesellschaftliche Billigung einer Idee zum Maßstab für ihre Gültigkeit, ihren Wahrheitsgehalt und ihre ‚Objektivität' macht" [l. c. 25].

c) Weltanschauung als Rettung vor der Inflation

Im JUNG'schen Wahrheitsbegriff steht ein soziologisches Moment im Vordergrund, der consensus gentium. Das ist der Punkt, an dem sich zeigt, daß JUNGs Wissenschaft, die sich angeblich mit der „Wahrheit" von Ideen (Archetypen etc.) beschäftigt, nichts anderes darstellt als den gelungenen Versuch, einer Inflation zu entgehen. Dadurch, daß JUNG eine reiche publizistische Tätigkeit zu entfalten vermochte und schließlich eine Popularisierung seiner Ideen (consensus gentium) durchsetzte, wurden diese Ideen „wahr". Statt daß sie ihn aufgebläht hätten, machte er sie zur Weltanschauung. Das folgende Zitat scheint diese Deutung zu bestätigen:

> „Mit der Erkenntnis der Archetypen ist ein bedeutender Schritt nach vorwärts getan. Die magische oder dämonische Wirkung des Nebenmenschen verschwindet damit, indem das unheimliche Gefühl auf eine definitive Größe des kollektiven Unbewußten zurückgeführt ist. Dafür aber haben wir jetzt eine ganz neue Aufgabe vor uns, nämlich die Frage, in welcher Weise sich das Ich mit diesem psychologischen Nicht-Ich auseinandersetzen soll" [112, 1964, 105].

Eine weitere Bestätigung meiner Interpretation entnehme ich den „Erinnerungen":

> „Es war mit von Anfang an klar, daß ich den Anschluß an die äußere Welt und die Menschen nur finden würde, wenn ich mich aufs Intensivste bemühte zu zeigen, daß die Inhalte der psychischen Erfahrung ‚wirklich' sind, und zwar nicht nur als meine persönlichen Erlebnisse, sondern als kollektive Erfahrungen, die sich auch bei anderen Menschen wiederholen können. ... Ich wußte, daß ich zu absoluter Einsamkeit verdammt wäre, wenn mir das nicht gelänge" [49, 1962, 198].

Der soziologisch begründete Wahrheitsanspruch der JUNG'schen Lehre läßt sich nur mit dem Wahrheitsanspruch religiöser Dogmen vergleichen. Sind JUNGs Aussagen erst „wahr", wenn sie des consensus gentium teilhaftig werden, so wird auch die religiöse Aussage erst zur Religion im eigentlichen Sinn (d.h. zur wirkenden Lehre, die eine Gemeinde versammelt und dieser Gemeinde als „wahre" Erkenntnis gilt), wenn sie sich ausbreitet. Der starke Akzent, den JUNG auf sein Sehertum legt,

114

zeigt weitere erstaunliche Parallelen. Betrachtet man JUNG als den Seher, der Wahrheit verkündet, die lediglich von der Legitimation einer gläubigen Gemeinde abhängig ist, so wird die beängstigende Nähe seines Gebarens zu dem eines Religionsstifters sichtbar.

Ich hatte Gelegenheit, einer Art von Experiment beizuwohnen, das der Psychiater Dr. KAHR mit einer Patientin anstellte: sie war von dem Gedanken besessen, ein böser Mann könnte sich unbemerkt durch ihr Fenster einschleichen. Statt ihr diesen Gedanken auszureden, befestigte Dr. KAHR eine Reihe von Konservendosen an Bindfäden im Fenster, worauf die Patientin anscheinend beruhigt war. Der „consensus gentium", der sich dadurch einstellte, daß Dr. KAHR die Bedrohung auch als „wirkliche" ansah, mag zu dieser Beruhigung beigetragen haben. Ähnlich kann man es bei JUNG vermuten: Dadurch, daß die ihn beherrschenden Visionen von der wissenschaftlichen Welt als „Archetypen" akzeptiert wurden, war ihnen die Bedrohlichkeit genommen. Sie waren jetzt nicht mehr Zeugnisse eines individuellen Erlebens, sondern scheinbar allgemeine Phänomene, womit JUNG den „Anschluß an die äußere Welt und die Menschen" wiedergefunden hatte.

Er hat ja von NIETZSCHE gesagt, dieser sei einer Inflation zum Opfer gefallen, eine Idee habe ihn mehr gehabt als er sie. Daß er für seine Person ähnliche Gefahren witterte, geht aus den „Erinnerungen" hervor. Er befürchtete, ähnlich wie NIETZSCHE, durch den „Besitz des Geheimnisses" isoliert zu werden [49, 1962, 108 f.].

d) Jung, ein „Besessener"

Zu seinen Visionen sagt JUNG: „Es hat mich sozusagen fünfundvierzig Jahre gekostet, um die Dinge, die ich damals erlebte und niederschrieb, in dem Gefäß meines wissenschaftlichen Werkes einzufangen" [49, 1942, 203]. Und auch: „Meine gesamte spätere Tätigkeit bestand darin, das auszuarbeiten, was in jenen Jahren aus dem Unbewußten aufgebrochen war *und mich zunächst überflutete*" [l. c.].

JUNG gesteht also ein, daß er anfänglich einer Inflation zum Opfer gefallen war und daß sein ganzes Werk den – am Beispiel SCHOPENHAUERS beschrieben – Versuch darstellt, zu einem consensus gentium zu gelangen und seiner übermächtigen Ideen Herr zu werden.

JUNG war ein Besessener. Die „Archetypen" erlebte er als konkrete, personenhafte Gegenüber. So sagt er etwa: „Die Archetypen reden pathetisch und sogar schwülstig. Der Stil ihrer Sprache ist mir peinlich und geht gegen mein Gefühl, wie wenn jemand mit Nägeln an einer Gipswand oder mit dem Messer auf dem Teller kratzt." [49, 1962, 181].

Diese Passage zeigt deutlich JUNGs Distanzlosigkeit. Nicht etwa er selbst hat seine archetypischen Erlebnisse in einer pathetischen und schwülstigen Sprache niedergeschrieben, die einem wirklich peinlich werden kann, sondern die „Archetypen reden" eben so.

Schon in JUNGs Dissertation hat sich diese Distanzlosigkeit erstmals gezeigt. Einem Medium, dessen Schwindeleien später sogar JUNG klar geworden sind, ist er bereitwilligst aufgesessen und hat dessen „spiritistische" Gaunereien seiner späteren Lehre gemäß ausgedeutet.

Für die Behexungs- und Geistertheorie konnte sich JUNG auch begeistern, er fand sie „sehr interessant und sinnreich und sogar bedeutender als die akademische Auffassung unserer Wissenschaft ... wir sind ebenso sehr die Beute überwollender Totengeister oder die Opfer eines von einer fremden Persönlichkeit ausgehenden magischen Charmes" [104 b, 1918, 469].

Andere Äußerungen JUNGs über die Geister habe ich bereits S.12ff. zitiert. Wie die erwähnten Stellen zeigen, hat JUNG nicht versucht, die Geister-Theorien kritisch zu betrachten, sondern er baute sie in sein System ein. Da ihm das Unheimliche begegnet war, war es für ihn auch Wirklichkeit – ohne daß er sich gefragt hätte, *was* ihm denn überhaupt begegnet war und ob er nicht vielleicht seiner eigenen Phantasie zum Opfer gefallen war. JUNG bannte das Unheimliche, indem er es theoretisch einordnete. So sagt er: „Die Götter- und Geisterwelt ist ‚nichts als' das kollektive Unbewußte in mir. Um aber den Satz umzukehren, so daß er lautet: Das Unbewußte ist die Götter- und Geisterwelt außer mir, dazu bedarf es keiner intellektuellen Akrobatik, sondern eines ganzen menschlichen Lebens, vielleicht sogar vieler Leben von zunehmender *Vollständigkeit*. Ich sage absichtlich nicht „Vollkommenheit", denn „Vollkommene" machen ganz andere Entdeckungen" [83, 1963/1935, 566].

Die Götter- und Geisterwelt scheint also für JUNG eine Tatsache zu sein, ebenso gewiß, wie die Bewertung des Unbewußten als Abbild dieser Geisterwelt. Die Seifenblase des Unbewußten spiegelt lediglich die Vorgänge bei den Göttern und Geistern.

Ob JUNG an die Seelenwanderung glaubte, ist dem letzten Zitat nicht zu entnehmen, jedenfalls darf es aber als Indiz dafür angesehen werden. Sonst müßte die Rede von den „vielen Leben" und der „zunehmenden Vollständigkeit" als leeres Geschwätz betrachtet werden. Was JUNG unter einem „Vollkommenen" verstanden hat, verrät er leider nicht. Immerhin muß er mindestens einen Vollkommenen gekannt haben oder selbst einer gewesen sein. Wie könnte er sonst wissen, was diese Spezies Mensch für „ganz andere Entdeckungen" macht?

JUNG hat scheinbar eine große Zuneigung zu gewagten Äußerungen gehabt. Weniger geneigt war er dagegen den Kritikern dieser Ideen. Man gewinnt sogar den Eindruck, daß er vor allem diejenigen Menschen, die seinen Theorien nicht ungeteilten Beifall zollen mochten, als besonders anfällig für Geisteskrankheiten betrachtete [vgl. S. 28]. Gegen diese Kritiker verkündet JUNG seine Maxime:

> „Statt nochmals sich bestätigen zu lassen, daß der Daimon Illusion ist, sollte der Abendländer die Wirklichkeit dieser Illusion wieder erfahren. Er sollte lernen, diese psychischen Mächte wieder anzuerkennen und nicht zuwarten, bis seine Launen, Nervositäten und Wahnideen ihn aufs schmerzlichste darüber aufklären, daß er nicht der einzige Herr in seinem Hause ist" [12, 1929, 48].

Es ist erstaunlich, mit welcher Überzeugung hier JUNG Verhaltensmaßregeln für das Abendland aufstellt. Geradezu unverfroren aber mutet diese Stelle an, wenn man dann beim alten JUNG liest: „Meine Wissenschaft war das Mittel, um mich aus jenem Chaos" – der Bilder – „herauszuwinden" [49, 1962, 196]. Das besagt immerhin, daß JUNG mit seinem eigenen Seelenheil sehr stark beschäftigt war und seine Wissenschaft eigentlich nichts anderes darstellt als seinen persönlichen Kampf mit dem Chaos. Daß es ihm nicht genügte, diesen persönlichen Kampf als solchen darzustellen, läßt sich verstehen, weil er ja seine archetypischen Erlebnisse nicht als etwas sonderbare Züge der eigenen Psyche, sondern als durch den consensus gentium sanktionierte Realitäten verstanden haben wollte. Sein eigenes Erleben wurde kritiklos in „Lehre" ungemünzt. Dazu bemerkte DAIM:

> „Die unklare Ausdrucksweise vieler JUNG'scher Bücher liegt nicht allein in der Schwierigkeit der Problematik und der empirischen Tatbestände allein begründet, sondern vielmehr noch in dem gnostischen Apriori, das JUNG wohl auf Grund einer eigenen psychologischen Konstellation als Ausgangspunkt nimmt" [DAIM, W., 1953, 58].

e) Jung, ein Gnostiker

Das erste Kapitel dieser Arbeit beschäftigte sich mit JUNGS „Sieben Reden an die Toten", die, wenn man die Begleitumstände ihrer Entstehung berücksichtigt, wohl als gnostisches Dokument bezeichnet werden können. Wie JUNG selbst festhielt, bilden diese „Reden" das Fundament seiner Wissenschaft.

„Gnosis ist mythische Projektion der Selbsterfahrung", sagt QUISPEL [QUISPEL, G., 1951, 17]. SCHMITT definiert: „Gnosis ist vor allem Anschauung der Tatsachen des eigenen Innern und durch diese die Einsicht in den Zusammenhang der Stufenleiter aller Erscheinungen" [SCHMITT, E. H., 1903, I, 9].

Es läßt sich kaum bestreiten, daß JUNGS Wissenschaft in diesem Sinne gnostisch ist. HANS TRÜB, der frühere Schüler JUNGS, schreibt, „daß JUNG es offensichtlich unternommen hat, sich selbst im introversiven Prozeß existenziell zu verwirklichen und dann, darüber hinausgehend, diesen *seinen* Weg der Selbstverwirklichung in Lehre und Praxis zum allgemeinen Heilziel erhob" [TRÜB, H., 1962, 33]. Wie recht TRÜB hatte, bestätigt JUNG selbst, wenn er sagt: „Mein Leben ist die Geschichte einer Selbstverwirklichung des Unbewußten" [49, 1962, 10].

Gegen eine Anwendung der JUNG'schen Theorien auf dessen eigenes Leben hat TRÜB nichts einzuwenden. „Wir streiten nur dagegen, wenn diese Innenwelt des Menschen, wie bei JUNG konkurrierend gegen die äußere, die geschöpfliche, geschichtliche Welt gestellt wird mit der Betonung, sie sei die eigentlich wirkliche" [l. c. 66 f.]. Und eben in diesem Schritt sieht TRÜB die Tragik JUNGS, da hier „dem erkennenden Blick eines Forschers ... jene andere äußere *Welt mitmenschlichen Daseins*" entschwand [l. c. 35].

f) Jung, ein Pionier?

1957 schrieb JUNG, daß „nunmehr fünfzig Jahre Pionierarbeit" hinter ihm lägen [124b, 1957, XI]. Die Pionierrolle soll JUNG nicht abgesprochen werden. Sofern sich aber seine Arbeit in erster Linie mit dem eigenen Unbewußten beschäftigte, hat diese Rolle nichts außergewöhnliches. Jeder ist in der Erforschung seines eigenen Lebens Pionier.

Wie JUNG seine Arbeit leistete und wie er sie selbst beurteilt hat, habe ich teilweise schon dargestellt. Aus seinen „Erinnerungen" will ich noch einige Ergänzungen beifügen. Er schreibt, daß „fast alle Probleme, die mich menschlich oder wissenschaftlich beschäftigten, von Träumen begleitet oder vorweggenommen wurden" [49, 1962, 216]. Das ist kein Einwand gegen die Wissenschaftlichkeit seines Unterfangens, denn Träume können ja Ausgestaltungen bewußter Überlegungen sein. Ob sie allerdings bei JUNG Verarbeitungen kritischer Reflexionen sind, ist fraglich. Denn er schreibt: „Meine Werke können als Stationen meines Lebens angesehen werden, sie sind Ausdruck meiner inneren Entwicklung ... Mein Leben ist mein Tun, meine geistige Arbeit. Das eine ist vom anderen nicht zu trennen" [l. c. 225]. „Alle meine Schriften sind sozusagen Aufträge von innen her; sie entstanden unter einem schicksalshaften Zwang. Was ich schrieb, hat mich von innen überfallen" [l. c.].

Aber schon viel früher hatte JUNG bekannt: „Alles in dieser Psychologie ist, im Grunde genommen, Erlebnis, selbst die Theorie; auch da, wo sie sich am abstraktesten gebärdet, geht sie unmittelbar aus Erlebtem hervor" [112, 1946, 209].
Das tönt auf Anhieb recht unverfänglich. Allein, was bedeutet das, daß selbst die Theorie unmittelbar aus Erlebtem hervorgegangen sei? Unter „Erlebnis" kann man sehr viel verstehen. Auch ein wahnhaftes Erlebnis ist ein Erlebnis, genau wie Täuschungen Erlebnisse sein können. Und wenn JUNG nun noch sagt, daß die Theorie selbst da, wo sie sich am abstraktesten gebärde, *unmittelbar* aus Erlebtem hervorgehe, wird man wohl folgern dürfen, daß das eine kritische Reflexion ausschließt. Die Theorie ist in diesem Sinne nicht mehr der Versuch, irgendeinem Phänomen gedanklich versuchsweise nahezukommen, sondern lediglich der Ausdruck einer bestimmten, abstraktions- und reflexionsunfähigen Erlebnisweise – man könnte auch sagen: Dichtung.
JUNG sagt, seine Gedanken hätten ihn von innen überfallen. Dieses Innen ist die Natur, das Archetypische, die Welt. Die Natur hat JUNG eingefangen, er ist das Sprachrohr dieser Natur. Aber dann ist JUNG auch wieder die Natur selbst: „Zuzeiten bin ich wie ausgebreitet in die Landschaft und in die Dinge und lebe selber in jedem Baum, im Plätschern der Wellen, in den Wolken, den Tieren, die kommen und gehen, und in den Dingen" [49, 1962, 229].
1950 hat sich JUNG selbst ein Denkmal gesetzt in Form eines behauenen Steins [49, 1962, 231 f.]. Bei der Schilderung der Entstehungsgeschichte setzt er sich MERLIN gleich, dem geheimnisvollen Rufer aus dem Walde, der auch heute noch nicht verstanden werde. Welchen Ruf verstehen wir nicht?
Zur Psychologie allgemein bemerkte JUNG einmal: „Eine Psychologie, die bloß den Intellekt befriedigt, ist niemals praktisch; denn das Ganze der Seele kann vom Intellekt allein nie erfaßt werden. Ob wir wollen oder nicht: das Moment der Weltanschauung drängt sich auf, weil die Seele nach einem Ausdruck verlangt, der ihr Ganzes umfaßt" [30, 1964/1928, 130]. Das heißt: Psychologie muß Weltanschauung sein. Aber: „Der Grundirrtum jeder Weltanschauung ist ihr merkwürdiger Hang, für die Wahrheit der Dinge selber zu gelten, während sie doch in Wirklichkeit nur ein Name ist, den wir den Dingen geben" – sagt JUNG an anderer Stelle [5, 1967/1931, 430]. Sagte er vorher, Psychologie müsse Weltanschauung sein, so entlarvt er jetzt die Weltanschauung als Täuschung über die Dinge.

Zu welchem Zweck, muß man fragen, brauchen wir denn die Weltanschauung, wenn sie doch eine Täuschung ist? „Nie setzen wir der Welt ein anderes Gesicht auf als unser eigenes, und eben *darum müssen wir es auch tun, um uns selbst zu finden*" [l. c. 432, von mir gesperrt].

Zusammengefaßt: mit unserer Weltanschauung setzen wir der Welt unser Gesicht auf. Wir müssen das tun, damit wir am Gesicht, das wir der Welt aufsetzen, unser eigenes erkennen können.

Das scheint mir JUNGS Psychologie als Psychologie ad absurdum zu führen. Während man doch erwarten dürfte, daß eine Psychologie etwas zur Erkenntnis eines Gegenstandes oder Themas Psyche beizutragen versucht, muß man dem letzten Zitat JUNGS offenbar entnehmen, daß der einzige Gegenstand seiner Psychologie eben er selbst ist. Und dieser Gegenstand wird, wie mir scheint, nicht kritisch untersucht, sondern lediglich in epischer Breite zelebriert.

Die Gefahr einer solchen Interpretation muß JUNG auch irgendwie gesehen haben. Nur so ist seine ständige Berufung auf die Empirie verständlich. Ungeachtet der oben zitierten Stellen hat er ja auch etwa gesagt: „Die analytische Psychologie ist keine Weltanschauung, sondern eine Wissenschaft ..." [92, 1946, 327] und sich gegen „Imputierung weltanschaulicher Aussagen in die analytische Psychologie" verwahrt. Die analytische Psychologie nehme den „phänomenologischen Standpunkt" ein [l. c.].

Schluß

Bei näherem Zusehen entpuppen sich JUNGs zentrale Thesen als widersprüchlich, spekulativ und nach einer totalen Weltanschauung tendierend. Die Kritik muß sich nicht darin erschöpfen, daß sie JUNGs spekulative Züge anprangert, sie kann sogar nachweisen, daß diese Züge in radikalem Widerspruch stehen zu JUNGs ständiger Berufung auf die „Empirie". Es ist also möglich, JUNG nicht nur von außen zu kritisieren; die Kritik an seinen Theorien ergibt sich wie von selbst aus seinen eigenen Äußerungen.

JUNGs Theorien sind in sich widersprüchlich. Es drängt sich die Frage auf, wie fundiert seine einzelnen Aussagen sein können, wenn er ihnen dauernd und mit Leichtigkeit zu widersprechen vermag. JUNGs Einwand, daß halt überall „Chaos" sei und also auch eine chaotische Theorie unserer Lebenswelt angemessen sein könne, vermag nicht zu überzeugen, da er andererseits den Anspruch auf Gültigkeit erhebt. Diesen Gültigkeitsanspruch zu rechtfertigen, ist ihm aber nicht gelungen, jedenfalls nicht in einer für die Wissenschaft verbindlichen Weise.

Es ist mir klar, daß die Kritik an den Theorien JUNGs nicht beweist, daß ein Analytiker, der aus der Schule JUNGs kommt, nicht erfolgreich arbeiten könne. Bei der Therapie wirken so viele Faktoren mit, daß die Theorie einen verhältnismäßig kleinen Anteil hat. Es wäre naiv, zu meinen, daß die „richtige" Theorie auch schon den Erfolg garantiere. Das heißt nun aber auch wieder nicht, daß grundsätzlich jede beliebige Theorie unbesehen hingenommen werden kann. Und wenn wir schon nicht die Möglichkeit haben, restlos alle therapeutisch relevanten Faktoren rational adäquat zu erfassen und ihre Wirkung zu beurteilen, so müssen wir wenigstens dort, wo die Beurteilung einfacher ist, auf Klarheit drängen: in der Theorie.

Der Umstand, daß jemand, der mit einer bestimmten Theorie arbeitet, Erfolge hat, kann uns über die Theorie nicht trösten, wenn sie unklar und widersprüchlich ist – eben deshalb, weil in der Psychologie, anders als in den Naturwissenschaften, ein bestimmtes Resultat nicht lediglich kausal begründet ist und demzufolge ein Heilungserfolg nicht unbedingt mit der zugrundeliegenden Theorie in Zusammenhang steht. In der Psychologie ist die Verifikation einer Theorie sehr schwierig, weil das erwähnte

Kausalverhältnis nur sehr selten, und dann meist an Nebensächlichkeiten, aufgewiesen werden kann. Umso wichtiger ist daher eine erkenntniskritische Durchleuchtung jeder Theorie.

Bei JUNG scheint diese Kritik besonders wichtig zu sein, weil er schon bei der Erfassung des Phantasiematerials rein spekulativ vorgeht. Obschon er zwischen Subjekt- und Objektstufe der Deutung trennt, sehe ich in seinen Schriften nirgends, daß die Subjektstufe ins Gewicht fallen würde. Obwohl JUNG den Anschein erweckt, als stelle seine Methode eine Erweiterung der FREUD'schen dar, die zwar etwa FREUDS Assoziationsmethodik voll berücksichtige, zusätzlich aber noch ein ganz Neues bringe, sehe ich nirgends, daß die FREUD'schen Ansätze tatsächlich berücksichtig werden. JUNG geht so zwar in der Theorie von einem wissenschaftlich einigermaßen abgesicherten Fundament (der Psychoanalyse) aus, läßt aber in der Praxis dieses Fundament völlig beiseite. Er hat in seinen „Erinnerungen" FREUDS Bedeutung sehr sachlich dargestellt [S. 171], sich aber zugleich als Vollender FREUDS empfohlen. Diese Selbstcharakterisierung scheint mir höchst fragwürdig. Denn wiewohl FREUD sich selbst auch als Metapsychologe verstand und genügend spekulatives Denken lieferte, war doch seine Methode der freien Assoziationen geeignet, so etwas wie einen phänomenologischen Tatbestand aufzunehmen – der Patient selbst kam zu Wort. Ganz anders JUNG: die Erfassung individueller Phantasiegehalte rückt er weit von sich – „das Persönliche ist für mich etwas derart Irrationales und Zufälliges, daß ich damit einfach nichts anfangen kann – da kann ich mir nicht anders helfen, ich rück es mir aus den Augen" [zit. nach TRÜB, 1962, 40]. Einerseits verdrängt also JUNG das Persönliche, andererseits weiß er aber ganz genau, daß nur das „Objektive", „Finale" oder „Archetypische" der Phantasiegebilde entscheidend sei. Der neutralen, phänomenologischen Exploration wird so bereits im Anfangsstadium eine spekulative Deutung vorgezogen, deren sachhaltige Begründung ausbleibt.

Weil JUNG das Persönliche derart nachhaltig verdrängt, ist die Gefahr besonders groß, daß Patienten durch die Theorie „vergewaltigt" werden, und die Kritik seiner Theorien wird zu einem Erfordernis, das auch von praktischem Belange ist.

Welche Konsequenzen aus meiner Kritik zu ziehen seien, überlasse ich gerne dem Urteil des Lesers. Ich habe nachzuweisen versucht, daß JUNG seine Archetypentheorie nicht empirisch fundiert hat und daß seine theoretischen Auslassungen bedenklich scheinen. Damit ist nicht gesagt, daß es so etwas wie „Archetypen" – wenn freilich auch in stark modifizierter und von weltanschaulichem Ballast befreiter Form – nicht geben kann. Ich würde es ebenfalls als Kurzschluß bezeichnen, wenn der

Leser aufgrund einiger Äußerungen, in denen ich FREUD und JUNG zusammen erwähnt habe, folgern würde, meine Arbeit laufe darauf hinaus, FREUD zu bestätigen und JUNG zu verwerfen. Dieser Eindruck kann lediglich aus der thematischen Einschränkung resultieren, täuscht aber.

Bibliographie

ALLWOHN, A.: Jungs Psychologie der Typen und Symbole. In: Zs. f. Religions- u. Geistesgeschichte, 8. Marburg, 1956, 362–364

ALVERDES, F.: Die Wirksamkeit von Archetypen in den Instinkthandlungen der Tiere. Zool. Anz., 119. Leipzig, 1937, 225–236

BALLY, G.: Das Schuldproblem und die Psychotherapie. Schweiz. Arch. f. Neurol. u. Psychiatr., 70. Zürich, 1952. Zu JUNG: S. 234

BALLY, G.: Deutschstämmige Psychotherapie. Neue Zürcher Zeitung, Nr. 343, 27.2.1934

BASH, K.W.: Die Übertragung in der Praxis der Jung'schen analytischen Psychologie. Psyche, 6. Stuttgart, 1952/53, 276–291

BASTIAN, A.: Beiträge zur vergleichenden Psychologie: Die Seele und ihre Erscheinungsweisen in der Ethnographie. Berlin 1868 (I)

BASTIAN, A.: Das Beständige in den Menschenrassen und die Spielbreite ihrer Veränderlichkeit. Berlin, 1868 (II)

(Zur Bibliographie vg. MÜHLMANN, W.E., 1968)

BENNET, E.A.: C.G. Jung. London, 1961; Zürich, 1963 (dt.)

BITTER, W. (Hsg.): Magie und Wunder in der Heilkunde. Stuttgart, 1959

BLOCH, ERNST: Imago als Schein aus der Tiefe. In: Erbschaft dieser Zeit, S. 344–351 (Ges. Ausg. Bd. 4)

BLOCH, ERNST: Philosophische Aufsätze (Ges. Ausg. Bd. 10)

BLOCH, ERNST: Das Prinzip Hoffnung. 2 Bde. Frankfurt, 1959

BÖHLER, E.: Die Bedeutung der komplexen Psychologie C.G. Jungs für die Geisteswissenschaften und die Menschenbildung. Zürich, 1955

BOSS, M.: Herkunft und Wesen des Archetypus. Psyche, 6. Stuttgart, 1952/53, 584–797; Psyche, 7. 217–240 (Diskussion). Enthalten in: Der Traum und seine Auslegung, Bern, 1953

BOSS, M.: Psychoanalyse und Daseinsanalytik, Bern, 1957

BROWN, J.A.C.: Freud and the Post-Freudians. London, 1961

BUBER, M.: Religion und modernes Denken. In: Merkur. 6. Köln, Berlin, 1952, 101–120

CONRAD, K.: Gestaltqualität und Archetypus. In: Weinhandl F. (Hrsg.), 1960

CORRIE, J.: C.G. Jungs Psychologie im Abriß. Zürich, 1929

COX, D.: Jung and St. Paul. London, 1959

DAIM, W.: Der Grundfehler C.G. Jungs. Zu einer gnostischen Entgleisung. In: Wissenschaft und Weltbild, 6. Wien, 1953, 58–67

DIECKMANN, H.: Die Differenz zwischen dem anschaulichen und dem abstrahierenden Denken in der Psychologie Freuds und Jungs. Zs. f. psychosom. Med., 6. Göttingen, 1959/60, 282–292; 7, 1960/61, 58–65

DRUMMOND, H.: Das Naturgesetz in der Geisteswelt. Leipzig, 1889

DRY, A.M.: The Psychology of Jung. A Critical Interpretation. London u. New York, 1961

EISLER, R.: Wörterbuch der philosophischen Begriffe. Berlin, 1927

EVANS, R.J.: Conversation with Carl Gustav Jung and reactions from Ernest Jones. Princeton. Zürich, 1967 (dt.)

FEUERBORN, H.J.: Der Instinktbegriff und die Archetypen C.G. Jungs. In: Biologia generalis, 14 Wien, 1959

FORDHAM, F.: Eine Einführung in die Psychologie C.G. Jungs. Zürich, 1959. (Engl.: London, 1953)

FREUD, SIGMUND: Ges. Werke, Bd. 10

FREY-ROHN, L.: Von Freud zu Jung. Zürich u. Stuttgart, 1969

FRÖBE-KAPTEYN, O. (Hrsg.): Studien zum Problem des Archetypischen. Festgabe für C.G. Jung, zum 70. Geburtstag. (Eranos. Jb. 12) Zürich, 1945

FRÖBE-KAPTEYN, O. (Hrsg.): Aus der Welt der Urbilder. Studien für C.G. Jung, zum 75. Geburtstag. (Eranos-Jb. 18) Zürich, 1950

FROMM, E.: Psychoanalyse und Religion. Zürich, 1966

GEBSER, J.: Abendländische Wandlung. Zürich u. New York, 1943

GLOVER, E.: Freud or Jung? London, 1950

GLOVER, E.: Forschungsmethoden in der Psychoanalyse. Psyche 6. Stuttgart, 1952/53, 481–493

GÖDAN, H.: Zum Problem eines objektiven Realitätsgehaltes heilender Bilder. In: Zs. f. Psychother. u. med. Psychol., 10. Stuttgart, 1960, 78–82

GOLDBRUNNER, J.: Individuation. Selbstfindung und Selbstentfaltung. Die Tiefenpsychologie von Carl Gustav Jung. Freiburg Br., 1966[3]

GOTTSCHALK, H.: C.G. Jung. (In der Reihe: Köpfe des XX. Jahrhunderts. Bd. 17) Berlin, 1960

GRÜTTER, E.: Psychoanalytische Bemerkungen zur Jung'schen Heilmethode. Psyche, 13. Stuttgart, 1959/60, 536–553

GRUHLE, H.W.: Verstehen und Einfühlen. Ges. Schriften. Berlin, Göttingen u. Heidelberg, 1953 (siehe vor allem S. 230)

HACKER, J.F.: Symbole und Psychoanalyse. Psyche 11, Stuttgart, 1957/58, 641–671

HABERLANDT, H.: Archetypen und Psyche. Gedanken über ein neues Buch Jungs. Arch. f. Psychol., Psychiatr. u. Neurol., 6. Wien, 1954. 161–166

HARDING, ESTHER: Das Geheimnis der Seele. Zürich o.J. (1948). Mit einem Vorwort von C.G. JUNG, 9–10

HARMS, E.: C.G. Jung, Defender of Freud and the Jews. Psychiatr. Quart. 20, 1946, 199 f

HARTMANN, E. v.: Philosophie des Unbewußten. Berlin, 1869

HEISENBERG, W.: Das Naturbild der heutigen Physik. Reinbek (rde), 1955

HERWIG, H.J.: Therapie der Menschheit. Studien zur Psychoanalyse Freuds und Jungs. München, 1969

HEYMANN, K.: Ein Weg zur Psychologie – Die Autobiographie von C.G. Jung. Abh. z. Philos. u. Psychol., 8. Dornach, 1965

HOCHHEIMER, W.: Abriß der Jung'schen Lehre als Beitrag zur Synthesen- und Anlagendiskussion in der Psychotherapie. Psyche 6. Stuttgart, 1952/53, 508–535

HOCHHEIMER, W.: Die Psychotherapie Carl Gustav Jungs. Psyche 11, 1957/58, 561–638

HOCHHEIMER, W.: Die Psychotherapie von Carl Gustav Jung. Bern, Stuttgart, 1966

HOFFMEISTER, J.: Wörterbuch der philosophischen Begriffe. Hamburg, 1955[2]

HOFSTÄTTER, P.R.: Die komplexe Psychologie (Im Kapitel: Tiefenpsychologische Persönlichkeits-Theorien). In: Handbuch der Psychol. 4. Göttingen, 1960, 559–570

HÜLLEN, J.W.: Die philosophischen Relationen der komplexen Psychologie C.G. Jungs. Diss. Münster Westf. 1967

HUSSERL, E.: Ideen zu einer reinen Phänomenologie und phänomenologischen Philosophie (Husserliana Bd. III, IV, V). Den Haag, 1950/1952/1952

HUSSERL, E.: Phänomenologische Psychologie (Husserlinana Bd. IX). Den Haag, 1968[2]

JACOBI, JOLANDE: Die Psychologie von C.G. Jung, Zürich 1949

JACOBI, JOLANDE: Versuch einer Abgrenzung der wichtigsten Konzeptionen C.G. Jungs von denen S. Freuds. Psyche 9. Stuttgart, 1955/56, 261–278

JACOBI, JOLANDE: Komplex, Archetypus, Symbol in der Psychologie C.G. Jungs. Zürich, 1967 (1957).

JAFFÉ, A.: Der Mythus vom Sinn im Werk von C.G. Jung. Zürich, 1967

JAFFÉ, A.: Aus Leben und Werkstatt von C. G. Jung. Parapsychologie – Alchemie – Natio-
nalsozialismus. Erinnerungen aus den letzten Jahren. Zürich, 1968
JASPERS, K.: Jung C. G.: Wandlungen und Symbole der Libido. Zweiter Teil (Rezension).
In: Zs. f. Neur. Psych. 6. 1913, S. 548–550
JEREMIAS, A.: Die biblische Erlösungserwartung. Berlin, 1931
JONES, E.: Das Leben und Werk von Sigmund Freud. 3 Bde. Bern u. Stuttgart, 1962
JUNG, C. G.: [1] Aion. Untersuchungen zur Symbolgeschichte. Psychol. Abh. VIII. Zürich,
    1951 (G. W. IX/2)
— [2] Allgemeine Gesichtspunkte zur Psychologie des Traumes, in: Über die Energetik der
    Seele
— [3] Allgemeines zur Komplextheorie. Kultur- und Staatswissenschaftliche Schriften der
    ETH, Nr. 12. Aarau, 1934 (G. W. VIII, 1967)
— [4] Analytische Psychologie und Erziehung. Vortrag. Heidelberg, 1926
— [5] Analytische Psychologie und Weltanschauung. Vortrag. In: Seelenprobleme der
    Gegenwart
— [5a] Antwort an Martin Buber. In: Merkur, Baden-Baden, später Köln–Berlin, VI, 1952
    (G. W. XI, 1963, S. 657)
— [6] Antwort auf Hiob. Zürich, 1952/53 (G. W. XI, 1963)
— [7] Assoziation, Traum und hysterisches Symptom. Jb. f. Psychol. u. Neurol., VIII, 1906,
    1/2. (G. W. II)
— [8] Aufsätze zur Zeitgeschichte. Zürich, 1946
— [8a] Bericht über das Basler Seminar. Oktober 1934
— [8b] Bericht über das Berliner Seminar von Dr. C. G. Jung vom 26. Juni bis 1. Juli 1933.
    Berlin 1933
— [9] Bewußtsein, Unbewußtes und Individuation. Zbl. f. Psychother., Leipzig, XI, 1939,
    S. 257–270
— [10] Bruder Klaus. Neue Schweiz. Rundschau, I. Zürich, 1933 (G. W. XI, 1963)
— [11] Collected Papers on Analytical Psychology. London, 1916/17
— [12] Das Geheimnis der goldenen Blüte. Aus dem Chinesischen übersetzt von R. WIL-
    HELM, Europäischer Kommentar von C. G. JUNG. München, 1929, Zürich, 1950[5]
— [13] Das Gewissen. Studien aus dem C. G. Jung-Inst., VII, Zürich, 1958
— [14] C. G. JUNG und K. KERÉNYI: Das göttliche Kind. Das göttliche Mädchen. In: Albae
    Vigiliae, 1941
— [15] Das Grundproblem der gegenwärtigen Psychologie. Unter dem Titel: „Ent-
    schleierung der Seele" in der Europ. Revue, VII. Berlin. Als Beitrag in: Wirklichkeit
    der Seele
— [16] Das Unbewußte im normalen und kranken Seelenleben. Zürich, 1926 (G. W. VII,
    1964)
— [17] Das Wandlungssymbol der Messe. Eranos-Jb. 1940/41 (G. W. XI, 1963)
— [18] Der archaische Mensch. Europ. Revue, VII. Berlin, 1931 (G. W. X)
— [19] Der Gegensatz Freud und Jung. Kölnische Zeitung, 1929 (G. W. IV, 1969)
— [20] Der Geist der Psychologie. Eranos-Jb. XIV, 1946. Als „Theoretische Überlegungen
    zum Wesen des Psychischen" in G. W. VIII, 1967
— [21] Der Geist Mercurius. Eranos-Jb. 1942 (G. W. XI, 1963)
— [22] Der Inhalt der Psychose. Leipzig und Wien, 1908 (G. W. III, 1968)
— [22a] Diagnosing the Dictators. In: Hearste International Cosmopolitan. New York,
    Jan. 1939
— [23] Diagnostische Assoziationsstudien I, Leipzig, 1906 (G. W. II)
— [24] Diagnostische Assoziationsstudien II, Leipzig, 1910 (G. W. II)
— [25] Die Bedeutung der Konstitution und Vererbung für die Psychologie. In: Die med.
    Welt, III. Berlin, Stuttgart, 1929 (G. W. VIII, 1967)

126

— [26] Die Bedeutung der Psychologie für die Gegenwart. Als „Über Psychologie" in der Neuen Schweiz. Rundschau, Zürich, 1933 (G. W. X)

— [26a] Die Bedeutung der schweizerischen Linie im Spektrum Europas. Neue Schweiz. Rundschau, 34. Zürich, 1928, S. 469–479

— [27] Die Bedeutung des Vaters für das Schicksal des Einzelnen. Jb. psychoanal. u. psychopathol. Forschungen, I. Leipzig, Wien, 1909 (G. W. IV, 1969)

— [28] Die Bedeutung des Vaters für das Schicksal des Einzelnen. Umgearbeitete Auflage, Zürich 1949³ (G. W. IV, 1969)

— [29] Die Beziehung der Psychotherapie zur Seelsorge. Vortrag. Zürich, 1932 (G. W. XI, 1963)

— [30] Die Beziehungen zwischen dem Ich und dem Unbewußten. Darmstadt, 1928 (G. W. VII, 1964)

— [32] Die Erdbedingtheit der Psyche. In: Der Leuchter. Weltanschauung und Lebensgestaltung; 8. Buch: Mensch und Erde. Ed. KEYSERLING, H., Darmstadt, 1927 (Preuß. Staatsbibl. Berlin)

— [33] Die Erlösungsvorstellungen in der Alchemie. Eranos-Jb. 1936 (G. W. XII)

— [34] Die Frau in Europa. Neue Schweiz. Rundschau, Zürich, 1929

— [35] Die Freudsche Hysterietheorie. Ms. f. Psychiat. u. Neurol., XXIII. Berlin, 1908 (G. W. IV, 1969)

— [36] Die Hysterielehre Freuds. Eine Erwiderung auf die Aschaffenburgsche Kritik. Münch. Med. Ws. LIII, 1906 (G. W. IV, 1969)

— [37] Die praktische Verwendbarkeit der Traumanalyse. Kongreßbericht der Allgemeinen Ärztlichen Gesellschaft für Psychotherapie, 1931 (G. W. XVI, 1958)

— [38] Die Probleme der modernen Psychotherapie. Schweiz. Med. Jb., 1928, Basel, (G. W. XVI, 1958)

— [39] Die Psychologie der Übertragung, erläutert an einer alchemistischen Bilderserie für Ärzte und praktische Psychologen. Zürich, 1946 (G. W. XVI, 1958)

— [40] Die Psychologie der unbewußten Prozesse. Ein Überblick über die moderne Theorie und Methode der analytischen Psychologie. Zürich, 1917. Als „Über die Psychologie des Unbewußten" in G. W. VII, 1964

— [41a] Die psychologischen Grundlagen des Geisterglaubens. Vortrag, London, 1919 (G. W. VIII, 1967)

— [42] Die Psychotherapie in der Gegenwart. Schweiz. Zs. f. Psychol. und ihre Anwendungen, IV. Bern, 1945

— [43] Die Schizophrenie. Schweiz. Arch. f. Neurol. u. Psychiat., LXXXI. Zürich, 1958 (G. W. III, 1968)

— [43a] Die seelischen Probleme der menschlichen Altersstufen. Neue Zürcher Z. Nr. 476 und 492, März 1930

— [44] Die Struktur der Seele. Europ. Rev., IV. Berlin, 1928 (G. W. VIII, 1967)

— [45] Die transzendente Funktion. Privatdruck, 1916 (G. W. VIII, 1967)

— [46] Die transzendente Funktion. In: Geist und Werk, Zürich, 1958 (G. W. VIII, 1967)

— [46a] Ein astrologisches Experiment. Zs. f. Parapsychol. u. Grenzgeb. d. Psychol., I. Bern, 1958. Mit Bemerkungen von HANS BENDER

— [47] Einführung in das Wesen der Mythologie (Gemeinsam mit K. Kerényi). Amsterdam, Leipzig, Zürich, 1941 (G. W. IX)

— [48] Ein moderner Mythus: Von Dingen, die am Himmel gesehen werden. Zürich, 1958 (G. W. X)

— [49] Erinnerungen, Träume, Gedanken von C. G. Jung. Ed. A. JAFFÉ, Zürich, 1962

— [50] Experimentelle Untersuchungen über die Assoziationen Gesunder (Gemeinsam mit F. RIKLIN). Journal f. Psychol. u. Neurol., III/IV. Leipzig, 1904 (G. W. II)

— [51] Factors determining Human Behaviour. Harvard Tercentenary Conference of Arts and Sciences, 1936 (G. W. VII, 1967, dt.)

— [52a] Frieden – Werden die Seelen Frieden finden? – Ein Interview mit Prof. C. G. Jung von P. S. In: Weltwoche, Zürich, 11. 5. 1945, S. 3

— [53] Gegenwart und Zukunft. Zürich, 1957

— [54] Geisteskrankheit und Seele. (G. W. III, 1968). Früherer Titel: „Heilbare Geisteskranke? Organisches oder funktionelles Leiden?" In: Berliner Tbl., Nr. 189, 1928

— [55] Geist und Leben. In: Form und Sinn, II. Augsburg, 1926 (G. W. VIII, 1967)

— [56] Gespräche mit C. G. Jung und Äußerungen von Ernest Jones. Ed. RICHARD I. EVANS Zürich, 1967. Die Gespräche fanden 1957 statt.

— [57] Gestaltungen des Unbewußten. Psychol. Abh. VII. Zürich, 1950 (G. W. IX u. XV)

— [59] Grundfragen der Psychotherapie. In: Dialectica, V. Neuchâtel, Paris, 1951 (G. W. XVI, 1958)

— [60] Grundsätzliches zur praktischen Psychotherapie. Zs. f. Psychother. u. ihre Grenzgebiete, VIII. Leipzig, 1935 (G. W. XVI, 1958)

— [60a] HARDING, E.: Frauen-Mysterien. Zürich, 1949. Mit einer Einführung von C. G. JUNG

— [61] Instinct and the Unconscious. Brit. J. of Psychol., X. 1919 (G. W. VIII, 1967, dt.)

— [61 A] KOENIG-FACHSENFELD, OLGA: Wandlungen des Traumproblems von der Romantik bis zur Gegenwart. Geleitwort von C. G. JUNG. S. III-VI, Stuttgart, 1935

— [61a] KRANEFELDT, W. M.: Die Psychoanalyse. Berlin, 1930. Mit einer Einführung von C. G. JUNG, 5–16

— [62] L'analyse des rêves. Année psychol., XV. Paris, 1909 (G. W. IV, 1969, dt.)

— [63] La structure de l'inconscient. Archives de psychol., XVI. Genf, 1916 (G. W. VII, 1964, dt.)

— [63b] MEHLICH, R.: Fichtes Seelenlehre und ihre Beziehungen zur Gegenwart. Zürich, 1935. Mit einem Vorwort von C. G. JUNG

— [64] MORTON, PRINCE: The Mechanism and Interpretation of Dreams. Eine kritische Besprechung. Jb. f. psychoanal. u. psychopathol. Forschung, III. Leipzig u. Wien, 1911 (G. W. IV, 1969)

— [65] Mysterium Coniunctionis. I, 1955; III, 1957 (G. W. XIV, 1968)

— [65a] Nach der Katastrophe. In: Neue Schweizer Rundschau, Neue Folge, Zürich, 13, 1945/46. S. 67–88

— [66] Naturerklärung und Psyche. Studien aus dem C. G. Jung-Institut, IV. Zürich, 1952 (G. W. VIII, 1967). Gemeinsam mit W. PAULI

— [67] Neue Bahnen der Psychologie. Raschers Jb. f. Schweiz. Art und Kunst, III. Zürich, 1912. Später unter dem Titel: „Die Psychologie der unbewußten Prozesse" (G. W. VII, 1964)

— [67a] Neuere Betrachtungen zur Schizophrenie. Universitas, XIV. Stuttgart, 1959 (G. W. III, 1968)

— [68] On Psychoanalysis. Vortrag. In: Collected Papers on Anal. Psychol., London, 1916 (G. W. IV, 1969, dt.)

— [69] On the Importance of the Unconscious in Psychopathology. Brit. Med. J., II. London, 1914 (G. W. III, 1968, dt.)

— [70] On the Problem of Psychogenesis in Mental Diseases. Proceed. of. the Royal Soc. of. Medecine, XII. 1919 (G. W. III, 1968, dt.)

— [71] On the Psychogenesis of Schizophrenia. J. of Mental Science, LXXXV. London, 1939 (G. W. III, 1968, dt.)

— [72] Paracelsica. Zwei Vorlesungen über den Arzt und Philosophen Theophrastus. Zürich, Leipzig, 1942 (G. W. XIII)

— [73] Psychoanalyse und Assoziationsexperiment. J. für Psychol. u. Neurol., VII. Leipzig, 1905 (G. W. II)

— [74] Psychoanalyse und Seelsorge. Sexual- und Gesellschaftsethik, V. 1928 (G. W. XI, 1963)

— [75] Psycho-Analysis. Transactions of the Psycho-Med. Society, IV. London, 1913 (G. W. IV, 1969, dt.)

— [77] Psychological Commentary to the Tibetan Book of the Great Liberation. Ed. by EVANS-WENTZ, London/New York, 1954 (G. W. XI, 1967, dt.)

— [78] Psychologie und Alchemie. Psychol. Abh. V. Zürich, 1944 (G. W. XII)

— [79a] Psychologie und Dichtung. In: ERMATINGER, E., Hrsg.: Philosophie der Literaturwissenschaft. Berlin, 1930 (G. W. XV)

— [80] Psychologie und Erziehung. Zürich, 1946 (G. W. XVII)

— [81] Psychologie und Religion. Terry lectures 1937. Zürich u. Stuttgart, 1940 (G. W. XI, 1963)

— [82] Psychologische Betrachtungen. Hrsg. J. JACOBI, Zürich, 1945

— [83] Psychologischer Kommentar zum Bardo Thödol. Hrsg. von EVANS-WENTZ. In: Das Tibetanische Totenbuch. Zürich, 1935 (G. W. XI, 1963)

— [84] Psychologische Typen. Zürich, 1921 (G. W. VI, 1960)

— [85] Psychologische Typologie. Vortrag. In: Seelenprobleme der Gegenwart. Zürich, 1931 (G. W. VI, 1960)

— [86] Psychologische Typen. Zs. f. Menschenkunde, I. Heidelberg, 1925 (G. W. VI, 1960)

— [87] Psychologische Typologie. Süddeutsche Monatshefte, XXXIII. München u. Leipzig, 1936 (G. W. VI, 1960)

— [88] Psychology and Religion. The Terry Lectures. New Haven, Yale Univ. Pr., 1938 (G. W. XI, 1963)

— [89] Psychotherapeutische Zeitfragen. Ein Briefwechsel mit Dr. C. G. Jung. Hrsg. Dr. R. LOY. Leipzig u. Wien, 1914 (G. W. IV, 1969)

— [90] Psychotherapie und Weltanschauung. Schweiz. Zs. f. Psychol. und ihre Anwendungen, I. Bern, 1945 (G. W. XVI, 1958)

— [91] Recent Thoughts on Schizophrenia, 1957. In: Universitas, XIV. Stuttgart, 1959 (dt.) (G. W. III, 1968)

— [91b] Seele und Tod. In: Wirklichkeit der Seele

— [92] Seelenprobleme der Gegenwart. Psychol. Abh. III, Zürich, 1931 (G. W. IV, VIII, X, XVI, XVII)

— [92a] Seminar über Kinderträume und ältere Literatur über Traum-Interpretation. Red. v. H. H. BAUMANN, Zürich, 1936/37

— [92b] Septem Sermones ad Mortuos. Die sieben Belehrungen der Toten. Geschrieben von Basilides in Alexandria, der Stadt, wo der Osten den Westen berührt. Übersetzt aus dem griechischen Urtext in die deutsche Sprache. Zürich, 1916. Abgedruckt in den „Erinnerungen".

— [93] Sigmund Freud als kulturhistorische Erscheinung. In: Charakter, I. Berlin, 1932 (G. W. XV)

— [94] Sigmund Freud. Ein Nachruf. Sonntagsblatt der Basler Nachrichten, XXXIII, 1. 10. 1939, S. 157–159 (G. W. XV)

— [95] Some Aspects of Modern Psychotherapy. J. of State Medecine, XXXVIII. London, 1930 (G. W. XVI, 1958 dt.)

— [95a] SUZUKI, D.T.: Die große Befreiung. 1939. Mit einem Vorwort von C.G. JUNG (G. W. XI, 1963)

— [96] Symbole der Wandlung. Zürich, 1952. (Früher unter dem Titel: Wandlungen und Symbole der Libido, 1912) (G. W. V)

— [97] Symbolik des Geistes. Studien über psychische Phänomenologie. Psychol. Abh. VI. Zürich, 1948 (G.W. IX/1, XI, XIII)
— [98] Synchronizität als ein Prinzip akausaler Zusammenhänge. In: JUNG/PAULI: Naturerklärung und Psyche. Studien aus dem C.G. Jung-Institut, IV. Zürich, 1952 (G.W. VIII, 1967)
— [98a] The Complications of American Psychology. Forum, 1929
— [99] The Concept of the Collective Unconscious. St. Bartholomew's Hospital J. XLIV, 1936 (G.W. IX dt.)
— [100] The Psychological Foundations of Belief in Spirits. Proc. of the Soc. for Psychic. Res., XXI, 1920 (G.W. VIII, 1967, dt.)
— [101] The Psychology of Dreams. In 11, 1916 (G.W. VIII, 1967 dt.)
— [102] The Question of the Therapeutic Value of Abreaction. Brit. J. of Psychol., II. London, 1921 (G.W. XVI, 1958, dt.)
— [104] Traumsymbole des Individuationsprozesses. Eranos-Jb. 1935 (G.W. XII)
— [104a] Über das Selbst. Eranos-Jb. XVI, 1948
— [104b] Über das Unbewußte. In: Schweizerland. Mh. f. Schweizer Art und -Arbeit. Zürich, 4. Jg., Bd. II, 1917/18
— [105] Über das Verhalten der Reaktionszeit beim Assoziationsexperiment. Jb. f. Psychol. u. Neurol. VI. Leipzig, 1905 (G.W. II)
— [106] Über den Archetypus mit besonderer Berücksichtigung des Animabegriffes. Zbl. f. Psychother. und ihre Grenzgebiete, IX. Leipzig, 1936
— [107] Über die Archetypen des kollektiven Unbewußten. Eranos-Jb., 1934 (G.W. XI, 1)
— [108] Über die Energetik der Seele. Zürich, 1928 (G.W. VIII, 1967)
— [110] Über die psychische Energetik und das Wesen der Träume. Zürich, 1948 (G.W. VIII, 1967)
— [111] Über die Psychologie der Dementia praecox. Halle S., 1907 (G.W. III, 1968)
— [112] Über die Psychologie des Unbewußten, Zürich, 1943 (G.W. VII, 1964). Hervorgegangen aus 67, 1912; 40, 1917; 16, 1926
— [113] Über die Psychologie des Unbewußten. Zürich, 1943/48/60 (G.W. VII, 1964)
— [114] Über die Reproduktionsstörungen beim Assoziationsexperiment. Jb. f. Psychol. u. Neurol., IX, Leipzig, 1907 (G.W. II)
— [115] Über Konflikte der kindlichen Seele. Jb. f. psychoanal. u. psychopath. Forschungen, II, Leipzig u. Wien, 1910 (G.W. XVII)
— [116a] Über Psychotherapie und Wunderheilungen. In: Magie und Wunder in der Heilkunde. Hrsg. W. BITTER, Stuttgart, 1959. S. 8–9
— [117] Über Synchronizität. Eranos-Jb. 1951 (G.W. VIII, 1967)
— [117a] Ulysses. Ein Monolog. Europ. Rev., Berlin, 8, 1932
— [118] Unveröffentlichtes Seminar über Kinderträume. ETH. Zürich, 1938/39/40. (Zitiert nach FREY-ROHN, L. 1969)
— [119] Versuch einer Darstellung der psychoanalytischen Theorie. Jb. f. psychoanal. u. psychopath. Forschungen, V. Leipzig u. Wien, 1913 (G.W. IV, 1969). Hervorgegangen aus 9 Vorlesungen an der Fordham-University, 1912
— [120] Vom Werden der Persönlichkeit. In 125, Zürich, 1934 (G.W. XVII)
— [121] Vom Wesen der Träume. Ciba Zs. IX/99. Basel, 1945/1952 (G.W. VIII, 1967)
— [122] Von den Wurzeln des Bewußtseins. Studien über den Archetypus. Zürich 1954 (G.W. VIII, IX, XIII)
— [123] Wandlungen und Symbole der Libido. Jb. f. psychoanal. u. psychopath. Forschungen, III/IV. Leipzig u. Wien, 1911/1912 (G.W. V). Nach 1952 abgeändert in 96
— [124] Was ist Psychotherapie? Schweiz. Ärztezeitung für Standesfragen, XVI. Bern, (G.W. XVI, 1958)

— [124A] WERBLOWSKY, Z.: Lucifer und Prometheus, 1951/1963. Mit einem Vorwort von C. G. JUNG (G. W. XI, 1963)

— [124a] WHITE, ST.; Ed.: Uneingeschränktes Weltall. Zürich, 1948. Mit einem Vorwort von C. G. JUNG

— [124b] WHITE, V.: Gott und das Unbewußte. 1957. Mit einem Vorwort von C. G. JUNG (G. W. XI, 1963)

— [125] Wirklichkeit der Seele. Zürich, 1934 (G. W. VIII, X, XV, XVI, XVII)

— [125a] Wirklichkeit und Überwirklichkeit. In: Der Querschnitt, 12. Jg., 1932, S. 844–845 (G. W. VIII, 1967)

— [125b] Wotan. Neue Schweiz. Rundschau, Zürich, Neue Folge, 3. Jg., 1935/36. S. 657–669

— [125c] Wotan der Rattenfänger. Bemerkungen eines Tiefenpsychologen. In: Der Monat, IX, Berlin, 1956, S. 75–76

— [126] Yoga and the West. Prabuddha Bharata, 1936 (G. W. XI, 1963, dt.)

— [126a] Zeitgenössisches. Neue Zürcher Zeitung, Nr. 437, 13. 3. 1934 und Nr. 443, 14. 3. 1934

— [127] Ziele der Psychotherapie. Ber. üb. d. IV. allgem. ärztl. Kongr. f. Psychother., 1929 (G. W. XVI, 1958)

— [127a] ZIMMER, H.: Der Weg zum Selbst. Mit einer Einführung von C. G. JUNG: Über den indischen Heiligen (G. W. XI, 1963)

— [127b] Zum Gedächtnis Richard Wilhelms. In 12, 1946 (G. W. XV)

— [128] Zur Empirie des Individuationsprozesses. Eranos-Jb. 1933 (G. W. IX, 1)

— [129] Zur Frage der Psychologischen Typen. München, 1913 (G. W. VI, 1960)

— [130] Zur gegenwärtigen Lage der Psychotherapie. Zbl. f. Psychother. und ihre Grenzgebiete, VII. Leipzig, 1934 (G. W. X)

— [131] Zur Psychologie der Trinitätsidee. Eranos-Jb., 1940/41 (G. W. XI, 1963)

— [132] Zur Psychologie des Geistes. Eranos-Jb., 1945 (G. W. IX/1)

— [133] Zur Psychologie östlicher Meditation. Mitteilungen der Schweiz. Ges. d. Freunde ostasiatischer Kultur, V. 1943 (G. W. XI, 1963)

— [134] Zur Psychologie und Pathologie sogenannter okkulter Phänomene. Dissertation. Leipzig, 1902 (G. W. I, 1966)

— [135] Zur psychologischen Tatbestandsdiagnostik. Zbl. f. Nervenheilkunde und Psychiatrie, XXVIII, Leipzig, 1905 (G. W. I, 1966)

KAUNE, F. J.: Selbstverwirklichung. Eine Konfrontation der Psychologie C. G. Jungs mit der Ethik. München u. Basel, 1967

KELLNER, K.: Jungs Philosophie auf der Grundlage seiner Tiefenpsychologie. Phil. Diss. Erlangen 1937, Düren 1937

KEMPER, W.: Objektstufen- und kategoriale Interpretation des Traumes. Psyche 11. Stuttgart, 1957/58, 64–76

KEYSERLING, H. v.: Begegnung mit der Psychoanalyse. Merkur 4. Baden-Baden, 1950, 1151–1168

KOENIG-FACHSENFELD, O.: Wandlungen des Traumproblems von der Romantik bis zur Gegenwart. Stuttgart, 1935. Mit einem Vorwort von C. G. JUNG, III-IV

KRANEFELDT, W. M.: Die Psychoanalyse. Psychoanalytische Psychologie. Berlin, 1930. Mit einer Einführung von C. G. JUNG, 5–16

KUNZ, H.: Erwiderung auf A. Kronfelds: „Zur Theorie der Individualpsychologie". In: Internat. Zs. f. Individualpsychol. 7, 1929. S. 353–358 (Vorhanden im Institut f. Caritaswissenschaft, Freiburg Br.)

KUNZ, H.: Die existenzielle Bedeutung der Psychoanalyse in ihrer Konsequenz für deren Kritik. In: Nervenarzt 3, 1930. S. 657–668

KUNZ, H.: Das Widerstandsargument in der Psychoanalyse. Zur Auseinandersetzung mit S. Bernfeld. In: Nervenarzt 4, 1931. S. 282–291

KUNZ, H.: Die anthropologische Bedeutung der Phantasie. 2 Bde., Basel, 1946

KUNZ, H.: „Über biologische Psychologie". Bemerkungen zu der gleichnamigen Arbeit von R. BRUN. In: Schweiz. Zs. f. Psychol. 8, 1949. S. 317–337

KUNZ, H.: Über den Sinn und die Grenzen des psychologischen Erkennens. Stuttgart, 1957

LACK, D.: Some Aspects of Instinctive Behaviour and Display in Birds. The Ibis, 1941 (zitiert nach PORTMANN, A. 1963)

LASSWITZ, KURT: Wirklichkeiten. Beiträge zum Weltverständnis. Berlin, 1900

LASSWITZ, KURT: Bilder aus der Zukunft. Zwei Erzählungen aus dem 23. und 39. Jahrhundert. Breslau, 1878/79³

LASSWITZ, KURT: Auf zwei Planeten. Roman. Weimar, 1897

LAZARUS, M.: Das Leben der Seele. 3 Bde. Berlin 1883³

LERSCH, PH.: Der Aufbau der Person. München, 1964⁴

MEHLICH, R.: J.H. Fichtes Seelenlehre und ihre Beziehungen zur Gegenwart. Mit einer Einführung von C.G. JUNG. Zürich u. Leipzig, 1935

MEIER, C.A.: Jung and Analytical Psychology. Massachussetts, 1957

MOSER, F.: Spuk, Irrglaube oder Wahrglaube? Zürich, 1950

MÜHLMANN, W.E.: Geschichte der Anthropologie. Frankfurt M. u. Bonn, 1968

NEUHÄUSLER, A.: Grundbegriffe der philosophischen Sprache. München, 1967²

NEUMANN, E.: Tiefenpsychologie und neue Ethik. München, 1964²

ORELLI, V.: Der anthropologische Ort der Psychologie Jungs. Zs. f. Psychother. u. med. Psychol. 2. Stuttgart, 1952, 20–21 (lediglich Tagungsbericht)

PANNWITZ, R.: Der Aufbau der Natur. Stuttgart, 1961

PAWLOW, I.P.: Sämtliche Werke. 7 Bde. + 1 Reg.bd., Berlin, 1954 ff.

PHILP, H.L.: Jung and the Problem of Evil. London, 1958

POEPPIG, F.: Carl Gustav Jungs Bekenntnis. In: Die Kommenden. Freiburg, 11. 6. 1963, S. 19–21

PONGRATZ, L.J.: Problemgeschichte der Psychologie. Bern, 1967

PORTMANN, A.: Das Problem der Urbilder in biologischer Sicht. In: Biologie und Geist. Freiburg, Basel, Wien, 1963, 110 ff.

PROGOFF, I.: Jung's Psychology and its Social Meaning. New York, 1953

PUECH, H.CH.: Le Manichéisme. Paris, 1949

QUINT, J. (Hrsg.): Meister Eckhardts Traktate. (Die deutschen Werke, 5). Stuttgart, 1963

QUISPEL, G.: Gnosis als Weltreligion. Zürich, 1951

READ, H.: C.G. Jung und die Psychologie des 20. Jahrhunderts. Universitas 15, Stuttgart, 1960, 1043–1057

ROTH, P.: Anima und Animus in der Psychologie C.G. Jungs. Diss., Basel, 1954

SCHMITT, E.H.: Die Gnosis. Grundlagen der Weltanschauung einer edleren Kultur. 2 Bde. Leipzig, 1903

SCHMITT, P.: Archetypisches bei Augustin und Goethe. In: Eranos-Jb. 12, 1945, 95–115. (Mit einer sehr ausführlichen Ethymologie)

SCHULTZ-HENCKE, H.: Über die Archetypen. Zbl. f. Psychother. 9. Leipzig, 1936, 335–343

SCHULZ, G.: Die Gnosis im Urteil von M. Buber, C.G. Jung und R. Pannwitz. In: Der Marianne Weber Kreis. Festschrift f. GEORG POENSGEN zu seinem 60. Geburtstag. Heidelberg, 1958, 37 ff. (kurze Darstellung des Streits)

SECHENOV, I.M.: Reflexes of the brain. In: Selected Works. Ed. A.A. SUBKOW. State Publ. House f. Biol. and Medic. Lit. Moscow – Leningrad, 1935, 263–336 (Erstpublikation 1863)

SECHENOV, I.M.: Reflexes of the brain. Transl. by S. Belsky. Cambridge, Mass. 1965

SEIDMANN, P.: Der Weg der Tiefenpsychologie in geistesgeschichtlicher Perspektive. Zürich u. Stuttgart, 1959

SEIFERT, F.: Tiefenpsychologie. Düsseldorf u. Köln, 1955

SPRANGER, E.: Die Magie der Seele. Tübingen, 1947

STEINTHAL, HAJIM: Das periodische Auftreten der Sage. In: Zs. f. Völkerpsychol. u. Sprach-wissenschaft, 20. Berlin, 1890, 306–317

STOCKMAYER, W.: Weiteres Material zum Beleg der Archetypen im Sinne C. G. Jungs. Zbl. f. Psychother 3. Leipzig, 1930, 314–317

TRÜB, H.: Heilung aus der Begegnung. Eine Auseinandersetzung mit der Psychologie C. G. Jungs. Stuttgart, 1962² (1951). Mit einem Geleitwort von MARTIN BUBER

WALDER, P.: Zu einer Auseinandersetzung mit der Psychologie C. G. Jungs in Hans Trübs ‚Heilung aus der Begegnung'. Psyche 7. Stuttgart, 1952/53, R. 26 ff.

WALDER, P.: Mensch und Welt bei C. G. Jung. Die anthropologischen Grundlagen der Komplexen Psychologie. Zürich, 1951

WEHR, G.: C. G. Jung. Reinbek, 1969

WEINHANDL, F. (Hrsg): Gestalthaftes Sehen. Ergebnisse und Aufgaben der Morphologie. Zum 100jährigen Geburtstag von Christian von Ehrenfels. Darmstadt, 1960

WOLFF, T.: Studien zu C. G. Jungs Psychologie. Zürich, 1959

WYSS, D.: Die tiefenpsychologischen Schulen von den Anfängen bis zur Gegenwart. Göt-tingen, 1966²

ZAEHNER, R. C.: Mystik – Religiös und profan. Stuttgart, 1957

Anhang

1939 gab C.G. JUNG dem Auslandkorrespondenten H.R. KNICKER-BOCKER ein Interview, das in der Januar-Ausgabe des New Yorker „International Cosmopolitan" abgedruckt wurde [S. 116–120]. Diese Zeitschrift ist offenbar in Europa nirgends vorhanden. Durch Vermittlung der Universitätsbibliothek Basel konnte ich von der Public Library in New York eine Kopie bekommen.

Es scheint, daß dieses Interview in die Gesammelten Werke JUNGs nicht aufgenommen werden soll, weshalb ich es hier erstmals in deutscher Übersetzung bringe. Im Exemplar der Public Library waren leider einige Zeilen herausgerissen, so daß die Übersetzung nicht ganz vollständig ist.

Über die Gründe der Aufnahme dieses Textes in den Anhang habe ich mich in der Einführung geäußert. Die Übersetzung ist nicht wörtlich, sondern sinngemäß. An fraglichen Stellen habe ich der Übersetzung den englischen Ausdruck beigefügt.

Diagnose der Diktatoren
(„Diagnosing the Dictators")

Ein Interview mit Dr. JUNG, von H.R. KNICKERBOCKER, Auslandskorrespondent, Internationaler Nachrichtendienst.

„Was würde geschehen," fragte ich, „wenn man HITLER, MUSSOLINI und STALIN zusammen in ein Zimmer schließen und ihnen für eine Woche nur einen Laib Brot und einen Krug Wasser geben würde? Wer bekäme Wasser und Brot – oder würden sie teilen?"

„Ich bezweifle, daß sie teilen würden. HITLER, ein Medizinmann, würde sich vermutlich dem Gezänk fernhalten. Er wäre hilflos, weil er ohne sein deutsches Volk wäre. MUSSOLINI und STALIN, beides Oberbefehlshaber oder starke Männer von eigenen Gnaden (in their own right), würden vermutlich um Brot und Wasser streiten und STALIN, der stärkere und rauhere, bekäme vermutlich alles."

Diese Antwort kam von Dr. CARL G. JUNG, den ich in seinem Haus am Zürichsee besucht hatte, um ihn zu fragen, was das für Männer seien, die die Geschichte der Menschheit so blitzartig verändern. Die Diktatoren streiten aber untereinander und mit den Demokratien nicht nur um einen Laib Brot, sondern eine ganze Welt.

134

Nachdem ich Augenzeuge der Niederwerfung der Tschechoslowakei gewesen war, kam ich nun zum größten analytischen Psychologen der Welt um zu fragen, ob er uns zum Verständnis der Seelen der drei Männer führen könne, die nicht nur den dreihundert Millionen eigener Untertanen ihren Willen aufzwingen, sondern unser aller Zukunft beeinflussen. Beim Gedanken an die Vorgänge in Zentraleuropa, Spanien und China stiegen mir Szenen auf, die erklärten, wieso Doktor JUNG geschrieben hat: ‚Die gigantischen Katastrophen, die uns bedrohen, sind nicht Elementarereignisse physikalischer oder biologischer Natur, sondern psychische Vorgänge. Wir sind in einem furchtbaren Maß durch Kriege bedroht, die nichts als psychische Epidemien sind. Jeden Moment können Millionen Menschen einem reinen Wahn zum Opfer fallen und dann haben wir wieder einen Weltkrieg oder eine zerstörerische Revolution. Statt der Bedrohung durch wilde Tiere, Steinschlag oder Hochwasser, wird der Mensch nun elementarer psychischer Gewalt ausgesetzt. Die Seele ist eine große Macht, die alle anderen Mächte der Erde bei weitem übertrifft.‘

Natürlich wollte ich wissen, was JUNG von der Seele der drei Diktatoren – und nicht etwa von deren Politik oder Wirtschaft – dachte. Heute ist es offensichtlich, daß die marxistische Erklärung der Geschichte aus der Ökonomie und der Politik aus Massenbewegungen nicht ausreicht. Denn hier stehen drei Männer, die in einigen wenigen Jahren alle Errungenschaften der französischen Revolution, die während hundertfünfzig Jahren die westliche Welt bestimmt hatten, in ihrem Machtbereich beiseite gefegt haben. Wir haben eben gesehen, wie HITLER die Ergebnisse des Weltkrieges umgekrempelt hat und aus den Siegern Besiegte machte. MUSSOLINI stand ihm dabei zur Seite; STALIN war ihm zwar feindlich gesinnt, hielt sich aber im Hintergrund. Wir haben gezittert, als sich die Armeen (der früheren Sieger) sammelten und als sie zurückschreckten, wußten wir, daß der nächste Weltkrieg die Greuel des letzten noch überbieten könnte. Und bei jeder großen Krise fällte ein Mann die Entscheidung im Alleingang, unerwartet für seine Parteigänger. Niemand wird behaupten, daß die Ereignisse die gleichen wären, wenn HITLER, MUSSOLINI oder STALIN nicht so wären, wie sie eben sind.

Doktor JUNG stimmte zu, daß wenige Fragen größeres Interesse und größere Bedeutung besitzen als die, *was* denn die drei seien; *was* sie zu Herren über das Schicksal von Hunderten von Millionen und *was* sie zu Diktatoren mache. Im kleinen Studier-Zimmer seines Landhauses bat er mich, in einem Ledersessel Platz zu nehmen. Der Sessel war zum Fenster gedreht, um dem Arzt die Unterhaltung mit seinen Patienten zu erleichtern, aber Doktor JUNG erlaubte mir freundlicherweise, die Rollen zu vertauschen. Er ging auf und ab, setzte sich, stand auf, machte kraftvolle Gebärden und sprach ein fehlerloses Englisch mit flüssiger Brillanz.

Der dreiundsechzigjährige Schweizer Wissenschaftler, Präsident der Internationalen Allgemeinen Ärztlichen Gesellschaft für Psychotherapie, Begründer der modernen Richtung der Charakterforschung und Erforschung des Unbewußten, ist mit akademischen und bürgerlichen Ehren beladen, aber er spricht mit der Ungeduld der Jugend und der Bescheidenheit des Wahrheitssuchers.

„In den primitiven Gesellschaften gab es zwei Typen starker Männer," sagte er. „Der eine war der Häuptling, der körperlich stark, mächtiger als alle seine Rivalen war; der andere war der Medizinmann, der an sich nicht stark, aber mächtig war durch *die Kraft, welche die Leute in ihm sahen.* So gab es etwa den König und den Oberpriester. Der König war der Häuptling, *körperlich* stark durch seine Soldaten; der Seher (Oberpriester) war der Medizinmann, der keine oder nur wenig körperliche Kraft hatte, dafür aber eine Macht, die manchmal die des Königs übertraf, weil das Volk annahm, daß er Magie besitze – das heißt: übernatürliche Fähigkeiten. Er konnte beispielsweise den Weg zu einem glücklichen Leben nach dem Tode erleichtern oder verbauen, einen Bann auf einen Einzelnen, eine Gemeinschaft oder ein Volk legen, durch Exkommunikation dem Volk große Schwierigkeiten oder Schmerzen zufügen.

Heute ist Mussolini der Mann der *körperlichen* Kraft. Wenn Sie ihn sehen, bemerken Sie es sofort. Sein Körper verrät gute Muskeln. Er ist der Oberste, weil er stärker ist als seine Rivalen. Und es ist eine Tatsache, daß Mussolini dieser Klassifikation geistig entspricht: er hat den Geist eines Häuptlings.

Stalin gehört in die gleiche Kategorie. Aber er ist kein Schöpfer. Lenin war ein Schöpfer; Stalin zerstört die Brut. Er ist ein Conquistador; er nahm lediglich, was Lenin gemacht hatte, grub seine Zähne darein und verschlang es. Er ist nicht einmal im Destruktiven schöpferisch. Lenin war das. Er riß die ganze Struktur der feudalen und bourgeoisen Gesellschaft Russlands nieder und ersetzte sie durch eigene Schöpfung. Stalin zerstört das.

Geistig ist Stalin nicht so interessant wie Mussolini, der ihm in den Grundzügen seiner Persönlichkeit gleicht, und er ist überhaupt nicht zu vergleichen mit dem Medizinmann, dem Mythos – Hitler".

Ich murmelte, daß jedermann, der wie Stalin das Kommando über 170 Millionen Menschen ergreift, verpflichtet sei, interessant zu sein, ob man ihn möge oder nicht, aber Doktor Jung machte eine wegwerfende Bewegung.

„Nein, STALIN ist nur ein Scheusal – ein schlauer Bauer, ein instinkt-
begabtes, mächtiges Viech – kein Zweifel, auf diese Weise bei weitem der
mächtigste der drei Diktatoren. Er erinnert einen an den säbelzahn-
bewehrten sibirischen Tiger mit dem kräftigen Nacken, den Barthaaren
und dem Lächeln einer Katze, die Rahm gegessen hat. Ich könnte mir
vorstellen, daß DSCHINGIS KHAN ein früher STALIN war. Ich würde mich
nicht verwundern, wenn er sich zum Zaren machen würde.

HITLER ist ganz anders. Sein Körper verrät keine Kraft. Das hervor-
stechendste Merkmal seiner Physiognomie ist sein träumerischer Blick.
Ich war davon vor allem betroffen, als ich Bilder von ihm sah, die zur
Zeit der tschechoslowakischen Krise gemacht worden waren; in seinen
Augen war der Blick eines Sehers.
Es ist keine Frage, daß HITLER in die Kategorie des echten mystischen
Medizinmanns gehört. Wie jemand anläßlich des letzten Nürnberger
Parteitags über ihn sagte, wurde seit der Zeit MOHAMMEDs nichts ähnli-
ches gesehen in dieser Welt.
Dieser betont mystische Charakter HITLERs ist es, der ihn veranlaßt,
Dinge zu tun, die uns unlogisch, unerklärlich, seltsam und unvernünftig
erscheinen. Aber überlegen Sie – sogar die Ausdrucksweise der Nazis ist
völlig mystisch. Nehmen Sie den Namen des Nazi-Staats. Sie nennen
es das Dritte Reich. Warum?" „Weil", schlug ich vor, „das Erste Reich
das Heilige Römische Reich, das zweite das von BISMARCK gegründete
und das dritte HITLERs Reich war".
„Natürlich", nickte Doktor JUNG. „Aber es gibt eine tiefere Bedeutung.
Niemand nannte Charlemagnes Reich das erste oder das Wilhelms das
zweite. Nur die Nazis nennen ihr Reich das dritte. Weil das eine tiefe
mystische Bedeutung hat: für das Unbewußte jedes Deutschen enthält
der Ausdruck ‚Drittes Reich‘ einen Hinweis auf die biblische Hierachie.
So erscheint HITLER, der mehr als einmal darauf hingewiesen hat, daß er
sich seiner mystischen Berufung bewußt ist, den dem Dritten Reich
Ergebenen als mehr denn nur menschlich.
Nehmen Sie ferner das weitgestreute Auferleben des Wotan-Kults im
Dritten Reich. Wer war Wotan? Der Gott des Windes. Nehmen Sie den
Ausdruck „Sturmabteilung". Sturm, sehen Sie, Wind. Wie das Haken-
kreuz eine drehende Form ist, die einen Wirbel nach links macht – was in
buddhistischem Symbolismus links, ungünstig, zum Unbewußten hin
bedeutet.
Und all diese Symbole des Dritten Reichs zusammen, angeführt von
seinem Propheten unter dem Banner des Winds und Sturms und drehender
Wirbel weisen auf eine Massenbewegung, welche das deutsche Volk in
einen Wirbelsturm überlegungsloser Emotion hineinfegen wird mit einem

Ziel, welches vielleicht niemand als der Seher, der Prophet, der Führer selbst voraussagen kann – und vielleicht nicht einmal er."

„Aber wie kommt es", fragte ich, „daß HITLER, der fast jeden Deutschen niedersinken und ihn anbeten macht, fast keinen Eindruck auf Ausländer ausübt?"

„Genau", stimmte Doktor JUNG zu. „Wenige Ausländer, aber offensichtlich jeder Deutsche spricht auf ihn an. Das ist so, *weil sich in Hitler das Unbewußte jedes Deutschen* spiegelt, aber natürlich spiegelt er für einen Nicht-Deutschen nichts zurück. Er ist der Lautsprecher, der das unhörbare Raunen der deutschen Seele verstärkt, bis es vom unbewußten Ohr der Deutschen gehört werden kann.

Er ist der erste Mensch, der jedem Deutschen sagt, was er in seinem Unbewußten die ganze Zeit dachte und fühlte über das deutsche Schicksal, speziell seit der Niederlage im Weltkrieg, und ein Merkmal, das jede deutsche Seele kennzeichnet, ist der typisch deutsche Minderwertigkeitskomplex – der Komplex des jüngeren Bruders, der immer etwas zu spät zum Fest kommt. HITLERS Macht ist nicht politisch, sie ist *magisch*."

„Was meinen Sie mit magisch?"

„Um das zu begreifen, müssen Sie begreifen, was das Unbewußte ist. Es ist der Teil unserer geistigen Konstitution, über den wir wenig Kontrolle haben und der mit allen möglichen Eindrücken und Empfindungen angefüllt ist; welcher Gedanken und sogar Entschlüsse enthält, derer wir uns nicht bewußt sind."

„Abgesehen von den bewußt wahrgenommen Eindrücken, ergießen sich über unsere Sinnesorgane ständig Eindrücke, die zu schwach sind, als daß wir ihrer gewahr würden, da sie unser Bewußtsein nicht anziehen. Sie liegen *unterhalb* der Schwelle des Bewußtseins. Aber all diese subliminalen Eindrücke werden aufgezeichnet; nichts geht verloren.

Jemand kann im Nebenzimmer mit ganz schwacher Stimme sprechen, während wir uns hier unterhalten. Sie hören nicht hin, aber das Gespräch im Nebenraum wird aufgezeichnet in ihrem Unbewußten, wie wenn es ein Diktiergerät wäre. Während Sie hier sitzen, nimmt mein Unbewußtes Mengen von Eindrücken von Ihnen auf, obschon ich sie nicht bemerke und Sie würden erstaunt sein, wenn ich Ihnen sagen würde, wieviel ich unbewußt schon über Sie erfahren habe in dieser kurzen Zeit.

Nun, das Geheimnis von HITLERS Macht ist nicht, daß er ein mengenmäßig besser angefülltes Unbewußtes hätte als Sie und ich. HITLERS Geheimnis hat zwei Gründe: Erstens hat sein Unbewußtes einen außergewöhnlich guten Zugang zum Bewußten und zweitens erlaubt er sich, durch sein Unbewußtes angerührt zu werden. Er ist wie ein Mann, der

aufmerksam auf einen Strom von Eingebungen lauscht, die eine Flüsterstimme aus einer verborgenen Quelle gibt, und *nach ihnen handelt.* Wir dagegen, auch wenn uns das Unbewußte gelegentlich etwa durch Träume erreicht, haben zu viel Rationalität, zu viel Gehrin, um ihm nachzuleben. Das ist zweifellos der Fall bei CHAMBERLAIN, aber HITLER horcht hin und gehorcht. Der wahre Führer ist immer *geführt.*
Wir können es in ihm arbeiten sehen. Er hat selbst auf seine Eingebung hingewiesen. Seine Eingebung ist nichts anderes als sein Unbewußtes, in das die Deutschen ihr eigenes Selbst hineinprojiziert haben; das heißt, das Unbewußte von 78 Millionen Deutschen. Das macht ihn mächtig. Ohne das deutsche Volk wäre er nicht, was er jetzt zu sein scheint.

Es stimmt wortwörtlich, wenn er sagt, daß er zu seinem Tun nur fähig sei, weil er das deutsche Volk hinter sich habe – oder, wie er manchmal sagt, weil er Deutschland *ist.* Deshalb, mit seinem Unbewußten, das das Behältnis für die Seelen von 78 Millionen Deutschen ist, ist er mächtig, und mit seiner *unbewußten Wahrnehmung* des wirklichen politischen Kräfteverhältnisses zu Hause und in der Welt ist er bis heute unfehlbar gewesen.
Das ist der Grund, weshalb er politische Entschlüsse faßt, die entgegen der Meinung all seiner Ratgeber und ausländischen Beobachter sich als richtig herausstellen. Wenn das passiert, bedeutet es nur, daß die Information, die von seinem Unbewußten aufgefangen wird, und die sein Bewußtsein dank seines außergewöhnlichen Talentes erreicht, eher den Tatsachen entspricht als die der andern, Deutscher oder Ausländer, die die Situation zu beurteilen suchen und zu anderen Schlüssen als er kommen. Und natürlich bedeutet das auch, daß er nach dieser Information, die er besitzt, handeln wird."
„Ich denke, das würde zu den drei wirklich kritischen Entschlüssen passen", sagte ich, „die alle eine akute Kriegsgefahr heraufbeschworen: als er im März 1936 ins Rheinland einmarschierte, im März 1938 nach Österreich und als er mobilisierte und die Alliierten zwang, die Tschechoslowakei aufzugeben. Denn in jedem einzelnen dieser Fällen wissen wir, daß HITLERs höchste Ratgeber ihn davor warnten, weil sie dachten, die Alliierten würden Widerstand leisten und Deutschland würde den Krieg verlieren, wenn er ausbrechen würde."
„Genau", rief Doktor JUNG aus. „Die Tatsache ist, daß HITLER seine Gegner besser beurteilte als sonst jemand und obschon es so aussah, als würde ihm mit Gewalt begegnet, *wußte er,* daß seine Gegner ohne Kampf beigeben würden. Das muß vor allem so gewesen sein, als CHAMBERLAIN nach Berchtesgaden kam. Dort traf HITLER zum ersten Mal den britischen Staatsmann.

Wie CHAMBERLAIN später in Godesberg bewies, war er gekommen, um ihm zu sagen – unter anderem – nicht zu weit zu gehen, da Britannien sonst kämpfen würde. Aber HITLERS unbewußtes Auge, das ihn bisher nie getrogen hat, las den Charakter des britischen Premierministers so tief, daß all die späteren Ultimata und Warnungen aus London seinem Unbewußten nicht den geringsten Eindruck mehr machten. HITLERS Unbewußtes wußte – es vermutete oder fühlte nicht, es *wußte* – daß England den Krieg nicht wagen würde. Aber HITLERS Rede im Sportpalast, als er der Welt einen heiligen Eid schwor, am ersten Oktober in die Tschechoslowakei einzumarschieren – mit oder ohne Erlaubnis Englands und Frankreichs – zeigte zum ersten Male an, daß HITLER der Mensch in einem höchst kritischen Moment Angst hatte, HITLER dem Propheten zu folgen.

Seine Eingebung sagte ihm vorwärtszustürmen, alles würde gut gehen. Aber seine menschliche Vernunft sagte ihm, daß die Gefahren groß und vielleicht überwältigend seien. Deswegen zitterte HITLERS Stimme zum ersten Mal; der Atem fehlte ihm. Seine Rede hatte wenig Form und verklang zum Schluß. Welches menschliche Wesen wäre in einem solchen Fall *nicht* ängstlich? Als er diese Rede hielt, die das Schicksal von Hunderten von Millionen Menschen besiegelte, war er ein Mensch, der etwas tat, vor dem er sich tödlich fürchtete, der sich zwang, es zu tun, weil es ihm von seiner inneren Stimme befohlen wurde."

„Seine Eingebung war richtig", sagte ich. „Wer weiß heute, ob seine Eingebung weiterhin rechtbehalten wird? Wenn sie sich bewährt, wird es sehr interessant sein, die Geschichte der nächsten Jahre zu verfolgen, weil, wie er gerade nach dem tschechischen Sieg sagte, Deutschland heute an der Schwelle der Zukunft stehe. Das heißt, daß er erst angefangen hat. Wenn ihm seine Eingebung sagt, daß das deutsche Volk dazu bestimmt sei, die Herrschaft über Europa zu übernehmen, und vielleicht über die Welt, und wenn diese Stimme weiterfahren wird, Recht zu behalten, dann kommen wir in eine extrem interessante Periode, nicht wahr?"

Der Psychologe antwortete ernst: „Ja, es scheint, daß das deutsche Volk überzeugt ist, daß es seinen Messias gefunden hat.

Irgendwie ist die Position der Deutschen bemerkenswert ähnlich derjenigen der alten Juden", fuhr er fort. „Seit ihrer Niederlage im Weltkrieg haben sie einen Messias erwartet, einen Retter. Das ist charakteristisch für ein Volk mit einem Minderwertigkeits-Komplex. Die Juden bekamen ihren Minderwertigkeits-Komplex aus geographischen und politischen Gründen. Sie lebten in einem Teil der Welt, der ein Paradefeld für Eroberer von beiden Seiten darstellte, und nach ihrer ersten Heimkehr aus dem Exil nach Babylon, als sie von den Römern ausgerottet werden sollten, erfanden sie die tröstende Idee des Messias, der sie nochmals zu einer Nation zusammenschweißen und retten würde.

Und die Deutschen bekamen ihren Minderwertigkeits-Komplex aus vergleichbaren Gründen. Sie kamen zu spät aus dem Donau-Tal hervor und begründeten ihre Nation lange nach den Franzosen und Engländern. Sie kamen zu spät zu Kolonien und Reich. Dann, als sie sich zusammenschlossen zu einer geeinten Nation, schauten sie um sich und sahen die Briten, die Franzosen und andere mit reichen Kolonien und allem Zubehör großer Nationen. Und sie wurden neidisch, übelnehmend, wie ein jüngerer Bruder, dessen ältere Brüder den Löwenanteil der Erbschaft aufgeteilt haben.

Dies war die *eigentliche* Quelle des deutschen Minderwertigkeits-Komplexes, der so viele ihrer politischen Gedanken und Handlungen bestimmt hat und der heute sicherlich entscheidend ist für ihre ganze Politik. Sie sehen – es ist unmöglich, über HITLER zu sprechen, ohne über sein Volk zu sprechen, weil HITLER nur das deutsche Volk ist.

Als ich letztes Mal in Amerika war, konnte ich eine interessante geographische Analogie zu Deutschland feststellen. In Amerika bemerkte ich, daß irgendwo an der Ost-Küste eine gewisse Klasse Menschen existiert, die ‚armer, weißer Abschaum' genannt werden und ich erfuhr, daß sie größtenteils Nachkommen früher Siedler sind, einige von ihnen Träger feiner, alter englischer Namen. Der arme, weiße Abschaum war zurückgelassen worden, als die Menschen mit Initiative und Energie in ihre Planenwagen stiegen und westwärts fuhren.

Dann im Mittelwesten treffen Sie auf Menschen, die ich für die standhaftesten ganz Amerikas halte; ich meine, die psychisch am besten ausgeglichenen. Dennoch finden sich an einigen Orten noch weiter westlich einige der am wenigsten ausgeglichenen Menschengruppen.

„Nun scheint mir, wenn man Europa als Ganzes betrachtet, unter Einschluß der britischen Inseln, man in Irland und Wales das Gegenstück zur West-Küste sehen darf. Die Kelten besitzen kräftiges Vorstellungsvermögen. Dann, als Entsprechung zu Ihrem nüchternen Mittelwesten, haben Sie in Europa die Engländer und Franzosen, beides psychologisch ausgeglichene Völker. Aber dann kommen Sie nach Deutschland und gerade an Deutschland schließen die slawischen Muschiks an, der arme, weiße Abschaum Europas.

Nun, die Muschiks sind Leute, die morgens nicht aus dem Bett kommen, sondern den ganzen Tag schlafen. Und die Deutschen, ihre nächsten Nachbarn, sind Menschen, die aufstehen könnten, die aber zu spät aufstehen. Erinnern Sie sich, wie die Deutschen in ihren Karikaturen noch heute Deutschland darstellen?"

„Ja, mit dem ‚schlafenden Michel', einem großen, dürren Kerl mit Nachthemd und Zipfelmütze", antwortete ich, mir die Karikatur aus dem *‚Simplizissimus'* und den *‚Fliegenden Blättern'* vergegenwärtigend.

„Das ist richtig", bestätigte der Doktor erfreut, „und der schlafende Michel verschlief die Zeit, da die Welt aufgeteilt wurde in Kolonialreiche, und so bekamen die Deutschen ihren Minderwertigkeitskomplex, welcher sie veranlaßte den Weltkrieg anzuzetteln. Und als sie ihn verloren, wurde ihr Minderwertigkeitskomplex natürlich noch schlimmer und ließ das Verlangen nach einem Messias aufkeimen, und so haben sie nun ihren HITLER. Wenn er nicht ihr wirklicher Messias ist, so ist er doch wie ein alttestamentlicher Prophet: seine Sendung ist es, sein Volk zu einigen und in das gelobte Land zu führen. Das erklärt, weshalb die Nazis jede andere Form von Religion bekämpfen müssen außerhalb ihrer eigenen götzendienerischen Hausreligion. Ich zweifle nicht, daß der Feldzug gegen die katholische und protestantische Kirche mit unnachgiebiger und nicht nachlassender Wucht fortgesetzt wird, aus dem vernünftigen Grund – aus der Sicht der Nazis – weil sie den neuen Glauben des Hitlerismus an ihre Stelle setzen wollen."

„Halten Sie es für möglich, daß der Hitlerismus für Deutschland zum bleibenden Zukunftsglauben werden könnte, wie der Mohammedanismus für die Moslems?" fragte ich.

„Ich glaube, das ist sehr gut möglich", antwortete Doktor JUNG. „HITLERS ‚Religion' steht dem Mohammedanismus am nächsten: realistisch, erdhaft, für dieses Leben ein Maximum an Glück versprechend, aber mit einem moslemähnlichen Walhalla, in welches die würdigen Deutschen eingehen und sich weiter freuen werden. Wie der Mohammedanismus lehrt diese Religion die *Tugend* des Schwerts. HITLERS erster Gedanke ist, sein Volk mächtig zu machen, weil der Geist der arischen Germanen es verdient, durch die Macht von Muskeln und Stahl unterstützt zu werden.

Natürlich ist es keine geistige Religion im landläufigen Sinn. Aber erinnern Sie sich, in den frühen Zeiten des Christentums war es die Kirche, die nach totaler Macht verlangte, sowohl geistiger wie weltlicher. Heute verlangt die Kirche diese Macht nicht mehr, aber der Anspruch wurde von den totalitären Staaten übernommen, welche nicht nur weltliche, sondern geistige Macht verlangen.

Übrigens scheint mir, daß der ‚religiöse' Charakter des Hitlerismus durch die Tatsache hervorgehoben wird, daß deutsche Gemeinschaften in aller Welt, weit von der politischen Macht Berlins, den Hitlerismus aufgenommen haben. Denken Sie nur an die südamerikanischen deutschen Gemeinschaften, vor allem in Chile."

Es überraschte mich, daß in dieser Analyse der Diktatoren nichts gesagt worden war über den Einfluß von Vätern und Mütter der starken Männer.

142

Doktor JUNG maß ihnen keine größere Rolle bei. „Es ist ein großer Fehler," sagte er, „zu denken, die Diktatoren würden zu Diktatoren aus persönlichen Prämissen, wie zum Beispiel der, daß sie einen starken Widerstand gegen ihren Vater hatten. Es gibt Millionen von Menschen, die ihrem Vater Widerstand leisten, genau so stark wie etwa MUSSOLINI, HITLER oder STALIN, die aber nie Diktatoren werden oder auch nur etwas ähnliches.

Das Gesetz, das man sich angesichts der Diktatoren merken muß, lautet: ,Es ist der Verfolgte, der verfolgt'. Die Diktatoren müssen unter Zuständen gelitten haben, die zwangsläufig zur Diktatur führten. MUSSOLINI stieg in dem Moment auf, als sein Land im Chaos lag, als die Arbeiter keine Arbeit hatten und die Gefahr des Bolschewismus das Volk verängstigte.

HITLER kam, als die Wirtschaftskrise den Lebensstandard in Deutschland herabgesetzt hatte und die Arbeitslosigkeit zu einem unerträglichen Ausmaß angewachsen war, und nachdem die große Inflation der Währung, obschon sie zur Stabilisierung geführt hat, die ganze Mittelklasse in die Armut gestürzt hatte. Beide, HITLER und MUSSOLINI, bekamen ihre Macht vom Volk und ihre Macht kann ihnen nicht weggenommen werden. Es ist interessant, daß beide, HITLER wie MUSSOLINI, ihre Macht vor allem auf die untere Mittelklasse abstützen, die Arbeiter und Bauern.

Aber um die Umstände nochmals aufzugreifen, die den Diktatoren die Machtergreifung ermöglichen: STALIN tauchte auf, als LENIN, der einzigartige Schöpfer des Bolschewismus, tot war und Partei und Volk führerlos zurückgelassen hatte und das Land in eine ungewisse Zukunft blickte. *Daraus ergibt sich, daß Diktatoren aus menschlichem Stoff gemacht sind, der unter überwältigenden Nöten leidet.* Die drei Diktatoren Europas unterscheiden sich sehr stark voneinander, aber es sind nicht so sehr sie selbst, die sich unterscheiden, als ihre Völker.

Vergleichen Sie die Art, in der das deutsche Volk für HITLER, mit der Art wie die Italiener für MUSSOLINI empfinden. Die Deutschen sind hochgradig beeindruckbar. Sie neigen zu Extremen, sind immer etwas unausgeglichen. Sie sind Kosmopoliten, Weltbürger; sie ahmen gerne andere Nationen nach. Jeder Deutsche würde sich gerne wie ein englischer Gentleman kleiden."

„Aber doch nicht HITLER", warf ich ein. „Er hat sich immer nach seiner Façon gekleidet, und niemand würde ihm vorwerfen können, er versuche so auszusehen, als käme er von einem englischen Maßschneider."

„Genau", stimmte Doktor JUNG zu. „Weil HITLER seinen Deutschen sagt: „Jetzt müßt ihr *bei Gott* beginnen, *Deutsche* zu werden.

Die Deutschen sind außerordentlich empfänglich für neue Ideen", fuhr Doktor JUNG fort, „und wenn sie einen hören, der sie anspricht, verschlingen sie seine Ideen gerne unkritisch und werden eine ganze Weile von dessen Gedanken beherrscht. Aber nach einer gewissen Zeit pflegen sie sie ebenso heftig zu verwerfen und neuere Ideen aufzunehmen, die meistens den ersten völlig widersprechen. Auf diese Weise haben sie ihre Politik durchlaufen.

Die Italiener sind ausgeglichener. Ihr Geist rollt, schießt und taucht nicht so durch alle ausgefallenen Ekstasen, welche die tägliche Pflichtübung der deutschen Seele sind. Deshalb herrscht in Italien ein ausgeglichener Geist vor, der in Deutschland fehlt. Als die Faschisten in Italien die Macht ergriffen, setzte MUSSOLINI nicht einmal den König ab. MUSSOLINI ging nicht mit überschäumenden Ideen, sondern mit dem Hammer in der Hand ans Werk, Italien zu der Form schmiedend, die ihm vorschwebte – wie sein Vater, ein Schmied, Hufeisen zu machen pflegte.

Dieses mussolinisch-italienische Gleichgewicht der Temperamente entstand aus der faschistischen Behandlung der Juden. Zuerst verfolgten sie die Juden überhaupt nicht und sogar jetzt, da sie aus verschiedenen Gründen eine antisemitische Kampagne begonnen haben, hat diese ein gewisses Maß. Ich vermute, der Hauptgrund, weshalb MUSSOLINI zuerst den Antisemitismus überhaupt nicht unterstützte, war, daß er überzeugt war, das Weltjudentum besitze eine nicht zu beeinflussende und wirksame Macht gegen den Faschismus – LEON BLUM in Frankreich, denke ich vor allem – und deshalb wünschte er, engere Bande zu HITLER anzuknüpfen.

Sie sehen, während HITLER ein Medizinmann, eine Art fliegender Holländer (spiritual vessel), ein Halbgott oder noch besser: ein Mythos ist, ist MUSSOLINI ein Mensch, und deshalb hat im faschistischen Italien alles einen menschlicheren Zuschnitt als in Nazideutschland, wo die Dinge durch Offenbarungen geleitet werden. HITLER existiert als Mensch fast nicht. Er verschwindet hinter seiner Rolle fast völlig. MUSSOLINI dagegen verschwindet nie hinter seiner Rolle. Seine Rolle verschwindet hinter MUSSOLINI.

Ich sah Duce und Führer in Berlin zusammen, als MUSSOLINI seinen Höflichkeitsbesuch abstattete. Ich hatte das große Glück, nur einige Fuß von ihnen zu stehen und hatte so Gelegenheit, sie eingehend zu studieren. Es war unterhaltsam, MUSSOLINIS Gesichtsausdruck zu sehen, als sie den Stechschritt vorführten. Wenn ich das nicht gesehen hätte, würde ich auch der allgemein verbreiteten Täuschung anheimfallen, er habe den Stechschritt für die italienische Armee übernommen, um HITLER nachzuahmen. Und das hätte mich enttäuscht, denn ich hatte in

MUSSOLINIS Benehmen einen gewissen Stil entdeckt, ein gewisses Format eines echten Mannes, der in einigen Dingen über einen guten Geschmack verfügt.

Zum Beispiel finde ich, daß es guter Geschmack des Duce war, den König zu behalten. Und seine Titelwahl, ‚Duce' – nicht Doge wie im alten Venedig, noch Duca, sondern Duce, das echt italienische Wort für Führer – war originell und zeigte meiner Meinung nach guten Geschmack.

Nun, wie ich MUSSOLINI beobachtete, als er das erste Mal in seinem Leben den Stechschritt sah, sah ich, daß es ihn freute wie einen kleinen Jungen im Zirkus. Aber noch mehr genoß er das Kunststück, als die Bereitermusik kam und der Tambour vorausgallopierte, auf der einen Straßenseite Aufstellung nahm, und sich das Spiel auf der gegenüberliegenden Seite posierte. Der Tambour ritt um das Spiel herum, um sich wieder davorzustellen, und brauchte dabei keine Zügel, sondern lenkte sein Pferd nur durch Schenkeldruck, da er seine Hände brauchte, um die Trommel zu schlagen.

Das gelang ihm damals so gut, daß MUSSOLINI herauslachte und in die Hände klatschte. Als er dann nach Rom zurückkehrte, führte er den Stechschritt ein und ich bin überzeugt, daß er es nur zu seinem eigenen ästhetischen Vergnügen tat. Der Stechschritt ist tatsächlich höchst eindrucksvoll.

Im Vergleich zu MUSSOLINI machte HITLER mir den Eindruck eines Holzgerüstes, das mit Stoff behängt wurde, eines Automaten mit einer Maske, wie ein Roboter, oder die Maske eines Roboters. Während des ganzen Schauspiels lachte er nie. Es war, als sei er schlechter Laune.

Er zeigte keine menschliche Regung. Sein Ausdruck war der einer unmenschlich straff ausgerichteten Zielstrebigkeit, ohne jeden Sinn für Humor. Er schien nur das Double einer wirklichen Person zu sein, hinter dem sich vielleicht HITLER als Mensch wie ein Anhängsel versteckte. Und vermutlich versteckte er sich, um den Mechanismus nicht zu stören.

Was für ein erstaunlicher Unterschied zwischen HITLER und MUSSOLINI. Ich konnte nicht umhin, MUSSOLINI lieb zu gewinnen. Seine körperliche Energie und Elastizität sind warm, menschlich und ansteckend. Sie haben bei MUSSOLINI das heimelige Gefühl, bei einem menschlichen Wesen zu sein. Bei HITLER sind Sie ängstlich. Sie wissen, daß Sie es nie schaffen würden, mit diesem Mann zu sprechen – weil da kein Mensch ist. Er ist kein Mensch, sondern ein Kollektiv. Er ist kein Einzelmensch, sondern eine ganze Nation.

Ich glaube es wörtlich, daß er keinen persönlichen Freund hat. Wie kann man sich vertraut mit einer ganzen Nation unterhalten? Durch die per-

145

sönliche Annäherung kann man HITLER nicht besser verstehen, als man etwa ein großes Kunstwerk verstehen kann, wenn man sich der Person des Schöpfers nähert. Das große Kunstwerk ist das Produkt seiner Zeit, der ganzen Welt, in der der Künstler lebt, und all der Millionen Menschen, die um ihn leben, und der Tausende von Geistesströmungen und Miriaden von Aktivitäten, die ihn umbranden.

Deshalb wäre es für MUSSOLINI, der nur ein Mensch ist, einfacher, einen Nachfolger zu finden, als für HITLER."

„Was würde geschehen, wenn HITLER heiraten würde?" fragte ich. Die Frage war nicht witzig gemeint – sie hat die ernsthaftesten Geister Europas beschäftigt.

„Er kann nicht heiraten", antwortete Doktor JUNG. „Wenn er heiraten würde, würde nicht HITLER heiraten. Er würde aufhören, HITLER zu sein. Aber man kann nicht glauben, daß er das je tun könnte. Ich würde mich nicht wundern, wenn sich nachweisen ließe, daß er sein ganzes Sex-Leben völlig der Sache geopfert hat.

Das ist nichts Ungewöhnliches, vor allem für den Typ des Medizinmann-Führers, obschon es weniger üblich ist beim Typ des Häuptlings. MUSSOLINI und STALIN scheinen ein völlig normales Sex-Leben zu führen. HITLERs wahre Leidenschaft ist natürlich Deutschland. Man könnte sagen, er habe einen fürchterlichen Mutterkomplex, was heißt, daß er von einer Frau oder einer Idee beherrscht werden will. Idee ist immer weiblich. Geist ist weiblich, weil der Kopf, das Gehirn, schöpferisch sind; daher wie die Gebärmutter: weiblich. Das Unbewußte eines Mannes wird immer durch eine Frau dargestellt, das einer Frau durch einen Mann."

„Wie wichtig ist der persönliche Ergeiz für den Werdegang der drei Diktatoren?" fragte ich.

„Ich würde sagen, daß er eine verschwindend kleine Rolle spielt bei HITLER. Ich glaube nicht, daß HITLER ehrgeiziger ist als der Durchschnittsmensch. MUSSOLINI hat mehr als durchschnittlichen Ehrgeiz, aber das reicht nicht aus, um seine Macht zu erklären. Auch er fühlt, daß er die nationale Sache verkörpert. HITLER regiert Deutschland nicht. Er verkörpert nur, wohin die Dinge laufen. Das macht ihn unheimlich (uncanny) und psychologisch faszinierend. MUSSOLINI regiert Italien in einem gewissen Ausmaß, aber im übrigen ist er das Werkzeug des italienischen Volkes.

Mit STALIN ist das anders. Sein hervorstechendster Charakterzug ist überbordender Ehrgeiz. Er identifiziert sich nicht mit Rußland. Er herrscht über Rußland wie ein Zar. Bedenken Sie, er ist immerhin ein Georgier."

„Aber wie erklären Sie sich, daß STALIN die Entwicklung durchgemacht hat, die sein Lebenslauf zeigt? Es scheint mir," wiederholte ich, „daß STALIN – weit davon entfernt, uninteressant zu sein – auch rätselhaft ist. Hier haben Sie eine Persönlichkeit, die den größten Teil ihres Lebens als revolutionärer Bolschewik verbracht hat. Sein Schuster-Vater und seine fromme Mutter sandten ihn auf eine theologische Schule. In frühester Jugend wurde er ein Revolutionär und von da an bekämpfte er die nächsten 25 Jahre ausschließlich den Zaren und seine Polizei. Er wurde in Dutzende von Gefängnissen geworfen und brach aus allen wieder aus. Wie erklären Sie es sich nun, daß ein Mann, der die Diktatur des Zaren ein Leben lang bekämpft hat, nun plötzlich selbst eine Art Zar wird?"

„Das ist nichts Bemerkenswertes", sagte Doktor JUNG. „Das kommt daher, daß man immer das wird, was man am meisten bekämpft. Was untergrub die Armeen Roms? Das Christentum. Denn als die Römer den Nahen Osten eroberten, wurden sie von dessen Religion erobert.

Wenn Sie etwas bekämpfen, müssen Sie nahe an es herantreten und meist infizieren Sie sich dabei. Sie müssen das Zarentum sehr gut kennen, um es zu bekämpfen. Dann, wenn Sie den Zaren vertrieben haben, werden Sie selbst ein Zar, wie ein Großwildjäger selber tierisch werden kann.

Ich weiß von einem Fall, daß ein Mann, der jahrelang zum Vergnügen gejagt hatte, plötzlich verhaftet werden mußte, weil er mit einem Maschinengewehr auf die Tiere losging. Der Mann war so blutrünstig geworden wie die Tiger und Löwen, die er gejagt hatte.
STALIN kämpfte so sehr gegen die blutige Unterdrückung des Zaren, daß er nun selbst das gleiche tut wie der Zar. Meiner Meinung nach besteht heute kein Unterschied mehr zwischen STALIN und Iwan dem Schrecklichen."
„Aber was sagen Sie zu der Tatsache, die von vielen betont wurde und die ich selbst konstatiert habe, daß der russische Lebensstandard seit der Hungersnot von 1933 beträchtlich angestiegen ist und immer noch ansteigt?"
„Natürlich," antwortete Doktor JUNG, „STALIN kann ein guter Verwalter sein zur gleichen Zeit, da er Zar ist. Es wäre ein Wunder, wenn jemand ein so fruchtbares Land wie Rußland auf lange Zeit daran hindern könnte, aufzublühen. Aber STALIN ist nicht sehr originell, und es zeigt einen sehr schlechten Geschmack, daß er sich so ungehobelt in einen Zaren verwandelt, so vor aller Augen, ohne alle Heimlichkeit. Das ist wirklich *proletarisch*."
„Aber Sie haben mir immer noch nicht erklärt", warf ich ein, „wie STALIN, der treue Parteigänger, der Untergrundkämpfer, der hohe Ideale verfocht, sich zu einem Machtgierigen verwandelt hat."

„In meinen Augen", antwortete Doktor JUNG, „kam es in STALIN während der Revolution von 1918 zum Wandel. Bis dahin hatte er vielleicht uneigennützig im Interesse der Bewegung gearbeitet und hat vermutlich nie an persönliche Macht gedacht, aus dem guten Grund, weil sich nie der Schatten einer Möglichkeit von persönlicher Macht abgezeichnet hat. Die Frage existierte für ihn gar nicht. Aber während der Revolution sah STALIN zum ersten Mal, wie man die Macht *ergreift*. Ich bin sicher, daß er sich mit Erstaunen sagte: ‚Aber es ist ja so einfach.' Er muß LENIN und die andern beobachtet haben, wie sie die komplette Macht erreichten, und sich gesagt haben: ‚So wird es also gemacht. Nun, das kann ich noch etwas besser. Alles was ich zu tun habe, ist, die Genossen vor mir wegzuschaffen.' "

„Er hätte LENIN sicher umgebracht, wenn er noch gelebt hätte. Nichts hätte ihn aufhalten können, wie ihn auch jetzt nichts aufgehalten hat. Natürlich will er, daß sein Land aufblüht. Je größer und blühender sein Land, desto größer er selbst. Aber solange er seinen *persönlichen* Machthunger nicht gesättigt hat, kann er sich nicht mit seinen ganzen Energien in den Dienst seines Landes stellen."

(Hier folgt ein Passus von 13 Zeilen, der leider im englischen Original der New Yorker Public Library herausgerissen ist. Der Text setzt wieder ein mit einem Ausspruch C. G. JUNGS:)

„ . . . und lassen Sie mich sagen, welche Behandlung ich anwenden würde. Als Arzt habe ich nicht nur zu analysieren und zu diagnostizieren, sondern auch eine Behandlung vorzuschlagen.

Wir haben uns fast die ganze Zeit über HITLER und die Deutschen unterhalten, weil sie die wichtigsten Erscheinungen der momentanen Diktaturen sind, mit nichts zu vergleichen. Deshalb muß ich denn eine Behandlung vorschlagen. Es ist äußerst schwierig, mit diesem Typ von Phänomenen umzugehen. Es ist äußerst gefährlich. Ich meine den Typ eines Falles, wo ein Mensch unter Zwang handelt.

Wenn ich also einen Patienten habe, der unter dem Befehl einer höheren Macht steht, einer Macht in seinem Inneren – wie HITLERS Stimme (voice) – wage ich es nicht, ihm zu sagen, er solle seiner Stimme nicht gehorchen. Er wird sonst noch zwanghafter handeln, als wenn ich ihm nichts sagen würde. Das einzige, was ich versuchen kann, ist, dem Patienten die Stimme zu *interpretieren*, um so anzuregen, daß er sich so aufführt, daß es für ihn selbst und die Gesellschaft weniger schmerzhaft ist, als wenn er der Stimme unmittelbar, ohne Interpretation, Folge leisten würde.

Deshalb meine ich, daß in der heutigen Situation die einzige Möglichkeit, die Demokratie im Westen – und damit meine ich auch Amerika – zu retten, darin besteht, nicht zu versuchen, HITLER aufzuhalten. Sie können versuchen, ihn abzulenken, aber ihn aufzuhalten wird nicht möglich sein ohne die große Katastophe für alle. Seine Stimme befiehlt ihm, das deutsche Volk zu einigen und es einer besseren Zukunft zuzuführen, einem größeren Platz auf der Erde, einer Position des Ruhms und des Reichtums. Sie können ihn nicht aufhalten, das zu versuchen. Sie können nur hoffen, die Richtung seiner Expansion zu beeinflussen.

Ich sage: lassen Sie ihn ostwärts ziehen. Lenken Sie seine Aufmerksamkeit vom Westen ab, oder besser, ermutigen Sie ihn, sie dauernd abgewendet zu lassen. Lassen Sie ihn nach Rußland gehen. Das ist die logische *Kur* für HITLER.

Ich glaube nicht, daß sich Deutschland mit einem Stück Afrika, groß oder klein, zufrieden geben wird. Deutschland schielt nach Frankreich und England mit ihren großen Kolonialreichen, und sogar nach Italien, mit seinem Libyen und Äthiopien, und denkt an seine eigene Größe, 78 Millionen Deutsche gegen 45 Millionen Engländer auf den britischen Inseln und 42 Millionen Franzosen und 42 Millionen Italiener und es ist gezwungen zu denken, es sollte einen Platz in der Welt haben, der nicht nur ebensogroß ist, wie der von den anderen drei westlichen Großmächten besetzte, *sondern viel größer*. Wie soll es den im Westen bekommen, ohne eine oder mehrere der Nationen, die jetzt den Westen besetzen, zu zerstören? Für Deutschland gibt es nur ein Operationsfeld: *Rußland.*"

„Und was geschieht mit Deutschland, wenn es sich mit Rußland einläßt?" fragte ich.

„Ah, das ist seine Angelegenheit. Unser Interesse daran ist lediglich, daß es den Westen retten wird. Niemand hat je in Rußland hineingebissen, ohne es zu bedauern. Rußland ist keine sehr schmackhafte Speise. Die Deutschen könnten hundert Jahre brauchen, um diese Mahlzeit zu beenden. In der Zwischenzeit wären wir sicher, und mit wir meine ich die westliche Zivilisation.

Der Instinkt sollte den westlichen Staatsmännern eingeben, Deutschland in seiner gegenwärtigen Laune nicht zu berühren. Es ist viel zu gefährlich. STALINS Instinkt war gut, als er ihm eingab, die westlichen Völker ihren Krieg haben und sich gegenseitig zerfleischen zu lassen, um dann die Knochen wegzuschnappen. Das hätte die Sowjetunion gerettet. Ich glaube nicht, daß er den Krieg an der Seite der Tschechoslowakei und Frankreichs je aufgenommen hätte, es sei denn zum Zweck, um von der Erschöpfung beider Seiten zu profitieren.

Wenn ich Deutschland so studiere, wie ich einen Patienten studieren würde und Europa als des Patienten Familie und Nachbarn betrachte, so rate ich: laßt die Deutschen nach Rußland ziehen. Dort hat es genug Land – einen Sechstel der Erdoberfläche. Es würde für Rußland keine

Rolle spielen, wenn jemand einen Biß nehmen würde, und, wie ich schon sagte, niemand hat einen solchen Biß bisher genießen können.

Wie können Sie Ihr demokratisches Amerika retten? Es muß natürlich gerettet werden, sonst gehen wir alle unter. *Sie müssen der Verrücktheit fernbleiben, die Infektion meiden. Behalten Sie Ihre Armee und Flotte groß, aber sparen Sie sie auf. Wenn der Krieg kommt, wartet ab.*

Amerika *muß große Streitkräfte unterhalten*, um den Weltfrieden zu erhalten oder den Krieg zu entscheiden, wenn er kommt. Sie sind die letzte Zuflucht der westlichen Demokratie."

„Aber wie kann der Friede in Westeuropa erhalten werden, indem man Deutschland ‚ostwärts' gehen läßt, wenn England und Frankreich die Grenzen des Rumpfstaats Tschechoslowakei formell garantieren?" fragte ich. „Gibt es denn nicht auf jeden Fall Krieg, wenn Deutschland versucht, den Rumpfstaat unter seine Verwaltung zu bekommen?"

Doktor JUNG wurde gesprächig. „England und Frankreich werden ihre neuerliche Garantie für die Tschechoslowakei nicht ernster nehmen als Frankreich seine früheren Versprechen an die Tschechoslowakei. Keine Nation hält ihr Wort. Eine Nation ist ein großer, blinder Wurm, der nach was handelt? Vorsehung, vielleicht. Eine Nation hat keine Ehre. Sie hat kein Wort zu halten. Deshalb hielten sich die Nationen früher Könige, die persönliche Ehre hatten und ihr Wort hielten.

Wissen Sie nicht, daß, wenn sie hundert der intelligentesten Köpfe der Welt auswählen und sie zusammennehmen, daraus eine dumme Masse resultiert? Zehntausend von ihnen zusammen hätten die gemeinsame Intelligenz eines Krokodils. Haben Sie noch nie bemerkt, daß bei einem Dinner umso blöder geredet wird, je mehr Leute Sie einladen? In einer Masse vermehren sich diejenigen Eigenschaften, die jedermann hat, und werden das Hauptmerkmal der ganzen Masse.

Nicht jedermann hat Tugenden, aber jedermann hat die niedern tierischen Instinkte, die tiefste primitive Höhlenbewohner-Beeinflußbarkeit, das Mißtrauen und die lasterhaften Züge der Wilden. Wenn Sie deshalb eine Nation von mehreren Millionen Menschen haben, ist sie nicht einmal menschlich. Sie ist eine Echse oder ein Krokodil oder ein Wolf. Ihre Staatsmänner können keine höhere Moral haben als die tierische Massenmoral der Nation, obschon einige Staatsmänner der demokratischen Staaten sich bemühen mögen, sich etwas besser aufzuführen.

Wie dem auch sei, bei HITLER ist es noch unmöglicher als bei jedem anderen Staatsmann der modernen Welt, zu erwarten, daß er das Wort Deutschlands gegen dessen Interessen halten wird, in irgendeinem internationalen Geschäft, Vertrag oder einer Vereinbarung. Denn HITLER ist selbst die Nation. Das ist der Grund, warum HITLER immer so laut sprechen muß, sogar in Privatgesprächen – weil er mit 78 Millionen Stimmen spricht.

Dies genau ist eine Nation: ein Ungeheuer. Jedermann sollte die Nationen fürchten. Sie sind schreckliche Wesen. Wie können solche Wesen eine Ehre oder ein Ehrenwort haben? Das ist der Grund, weshalb ich für *kleine* Nationen bin. Kleine Nationen bedeuten kleine Katastrophen. Große Nationen führen zu großen Katastrophen."

Das Telephon klingelte. In der Stille der Studierstube konnte ich einen Patienten schreien hören, daß ein Wirbelsturm in seinem Schlafzimmer ihn gerade wegfegen wolle – obschon der Tag windstill war.

„Legen Sie sich auf den Boden und Sie sind gerettet", riet ihm der Doktor.

Dies ist der gleiche Rat, den der weise Arzt nun Europa und Amerika gibt, da der Brausewind der Diktaturen an den Fundamenten der Demokratie rüttelt.

Personenverzeichnis

153

Medizin — Biologie